Mohsen Nabiuni
Jaber Hatam

Esboço da anatomia e abordagem cirúrgica da coluna vertebral

Mohsen Nabiuni
Jaber Hatam

Esboço da anatomia e abordagem cirúrgica da coluna vertebral

OSSAA

ScienciaScripts

Cover image: www.ingimage.com

This book is a translation from the original published under ISBN 978-620-6-77382-5.

Publisher:
Sciencia Scripts
is a trademark of
Dodo Books Indian Ocean Ltd. and OmniScriptum S.R.L publishing group

120 High Road, East Finchley, London, N2 9ED, United Kingdom
Str. Armeneasca 28/1, office 1, Chisinau MD-2012, Republic of Moldova, Europe
Printed at: see last page
ISBN: 978-620-8-21391-6

Esboço de anatomia e abordagem cirúrgica da coluna vertebral (OSSAA)

Por

Dr. Mohsen Nabiuni

Neurocirurgião, especialização em coluna vertebral, membro do corpo docente da Universidade de Ciências Médicas do Irão, Teerão, Irão

Dr. Jaber Hatam

Neurocirurgião, membro do corpo docente da Universidade de Ciências Médicas do Irão, Teerão, Irão

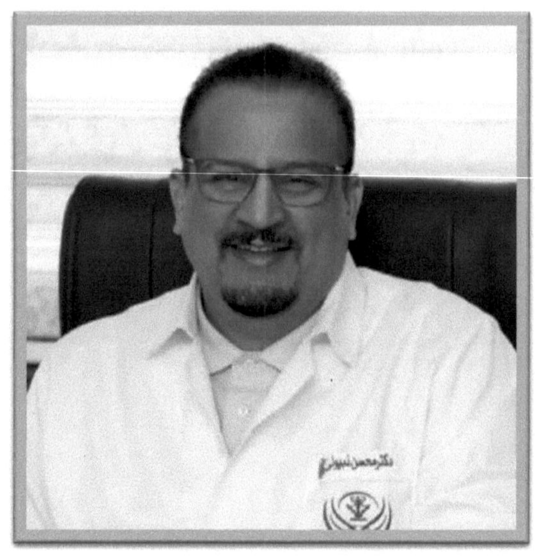

Dr. Mohsen Nabiuni

Neurocirurgião, especialização em coluna vertebral, membro do corpo docente da Universidade de Ciências Médicas do Irão, Teerão, Irão

Dedicado aos Anjos Misericordiosos que:

O senhor dos mundos, que começou a guiar os seus servos com o ensinamento da pena.

Os meus pais, cuja presença é para mim uma coroa de honra e cujo nome é a razão da minha existência, porque estas duas existências, depois do Senhor, foram a fonte da minha existência, pegaram na minha mão e ensinaram-me a caminhar neste vale cheio de altos e baixos.

Conteúdo

Capítulo 1

Introdução

Para a avaliação da doença degenerativa do disco, são utilizadas imagens ponderadas em T1 e T2 realizadas nos planos axial e sagital, embora as imagens ponderadas em T2 com eco de rotação rápida tenham substituído as imagens ponderadas em T2 convencionais devido ao facto de os tempos de aquisição serem mais curtos. As imagens ponderadas em T2 com short tau inversion recovery (STIR) ou com supressão de gordura são também utilizadas para delinear o edema da medula óssea ou dos tecidos moles. Para além das sequências de impulsos de RM convencionais que se centram nas caraterísticas morfológicas, as técnicas que fornecem informações fisiológicas ou funcionais incluem a imagiologia dinâmica, a imagiologia de difusão, a espetroscopia e a neurografia por RM.

A RM da medula espinhal ponderada em difusão pode ser utilizada em alguns casos para o diagnóstico de enfarte agudo da medula espinhal, quando os achados imagiológicos de isquemia aguda não são evidentes. O achado de restrição da difusão no interior da medula é mais sensível para a isquemia aguda do que a sequência convencional ponderada em T2 e pode aparecer mais cedo do que os achados noutras sequências. O restante da coluna cervical é caracterizado por segmentos de movimento espinhal mais convencionais. As caraterísticas notáveis desta porção da coluna vertebral incluem o envolvimento das artérias vertebrais, geralmente de C1 a C6, através dos forames transversos, e o potencial para uma mobilidade substancial. As facetas articuladas superiores passam de uma orientação posteromedial em C3 para uma orientação posterolateral em C7. C7 tem um forame transverso, mas as artérias vertebrais emparelhadas geralmente não passam por ele, embora exista variabilidade e a confirmação radiográfica pré-operatória possa ser indicada em alguns casos. C2 a C6 têm geralmente processos espinhosos bífidos. Contrariamente ao que acontece com os restantes nervos espinhais, as raízes cervicais são designadas de acordo com a vértebra que se encontra abaixo de cada nervo, com exceção de C8, que se encontra entre C7 e T1. Outras caraterísticas exclusivas da coluna subaxial incluem as articulações covertebrais (Luschka), nas quais os aspectos laterais das vértebras.

Capítulo 2

Anatomia cervical e da coluna vertebral

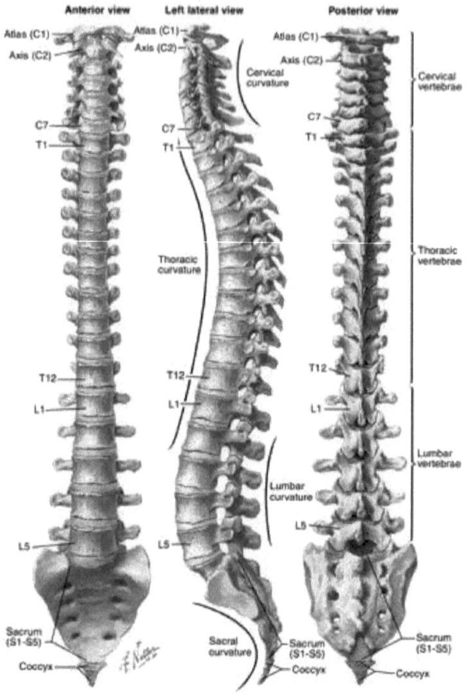

Figura 1. Organização geral da coluna vertebral. *2012, Elsevier Inc. Todos os direitos reservados.*

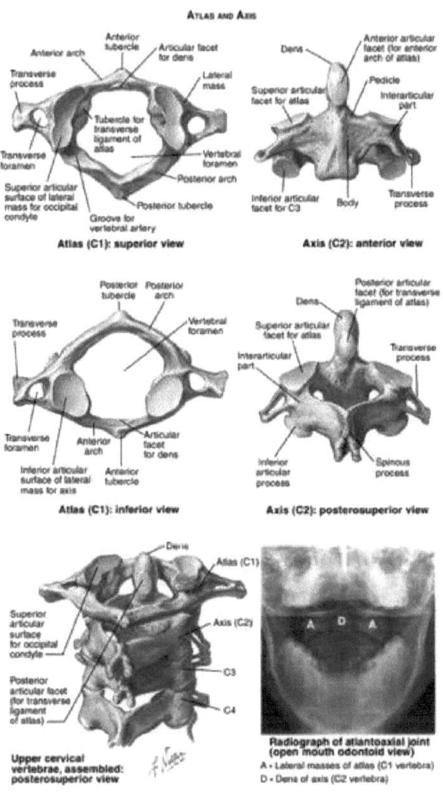

Figura 2. Atlas e eixo. Na radiografia (canto inferior direito), A indica a massa lateral do atlas (C1), e D. indica o processo odontoide do áxis (C2). 2012, Elsevier Os métodos de imagiologia dinâmica da coluna vertebral variam, o que aumenta a dificuldade de determinar a sua utilidade. Os métodos disponíveis incluem a carga axial com o doente em posição supina e a utilização de um sistema de RM aberto vertical que permite

a obtenção de imagens de flexão-extensão

O objetivo da imagiologia dinâmica é identificar protrusões discais ou alterações no diâmetro do canal espinal que não são aparentes quando se utiliza a posição supina convencional para a imagiologia. Hiwatashi e colegas avaliaram 200 doentes com sintomas clínicos de estenose espinal e verificaram que, em 20 deles, os estudos de rotina e de carga axial produziram diferenças detectáveis no calibre do saco dural. Em cinco destes doentes, o tratamento foi alterado, tendo os cirurgiões optado pela cirurgia. Embora a imagiologia dinâmica tenha benefícios, a sua utilização de rotina parece ser ultrapassada pelo desconforto do doente e pelo tempo adicional de imagiologia.

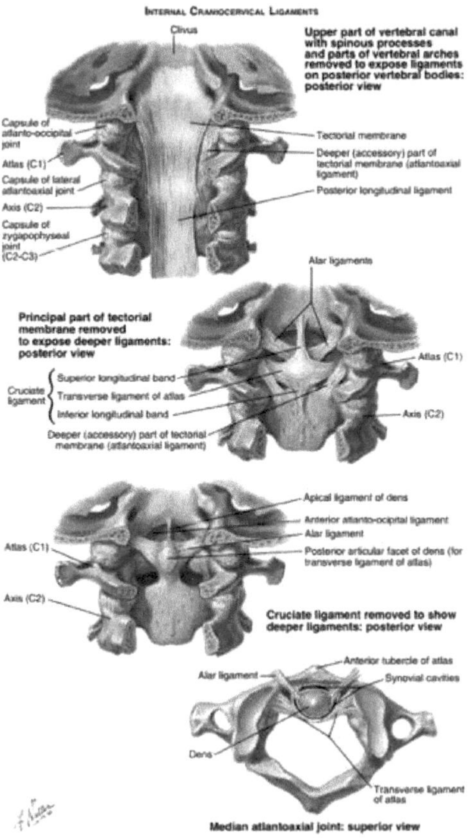

Figura 3. Articulação occipitocervical. 2012, Elsevier Inc. Todos os direitos reservados

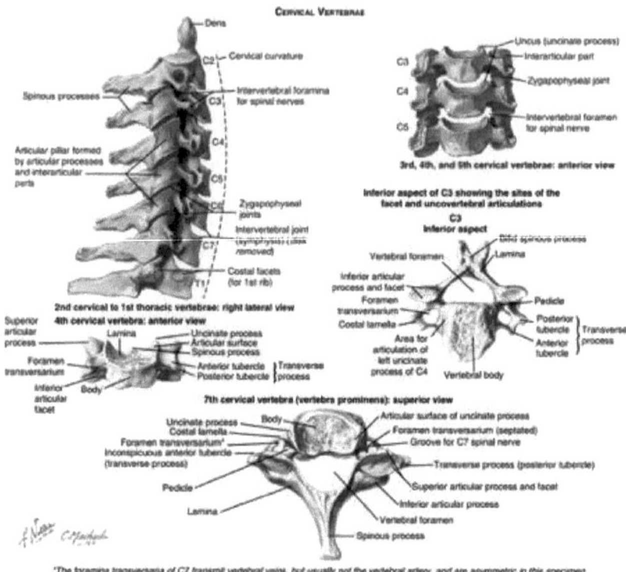

Figura 4. Coluna cervical sub axial. 2012, Elsevier Inc. Todos os direitos reservados

Tabela 1. Cinemática cervical

Level	Flexion-Extension (Degrees)	Lateral Flexion (Degrees)	Axial Rotation (Degrees)
0-C1	15-35		0
C1-C2	10-20		30-90
C3-C7 (overall)	55-80	20	20

Data from Bogduk N, Mercer S. Biomechanics of the cervical spine. I: Normal kinematics. Clin Biomech. 2000;15(9):633-648.

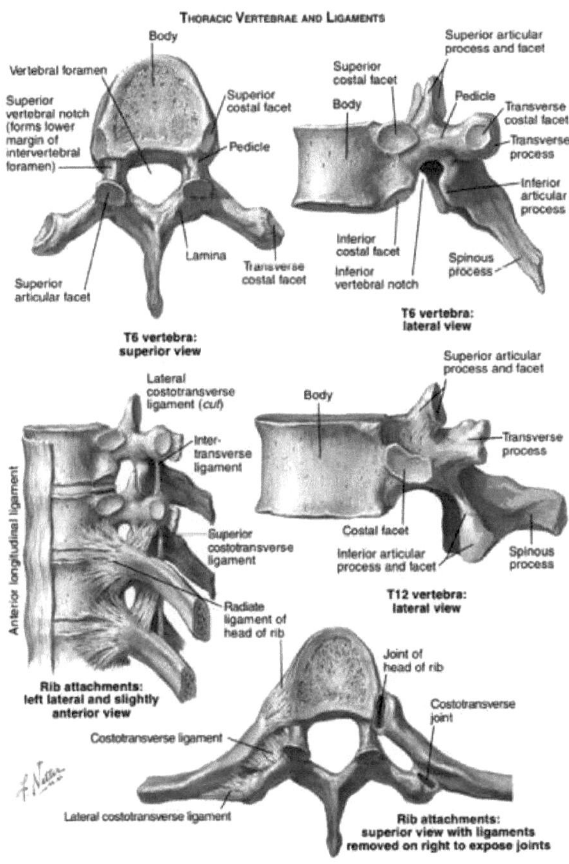

Figura 5. Coluna vertebral torácica. 2012, Elsevier Inc. Todos os direitos reservados

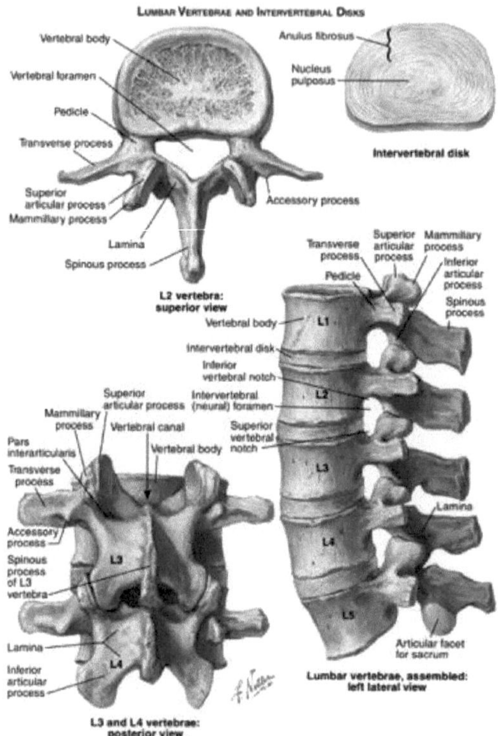

Figura 6. Coluna lombar. 2012, Elsevier Inc. Todos os direitos reservados

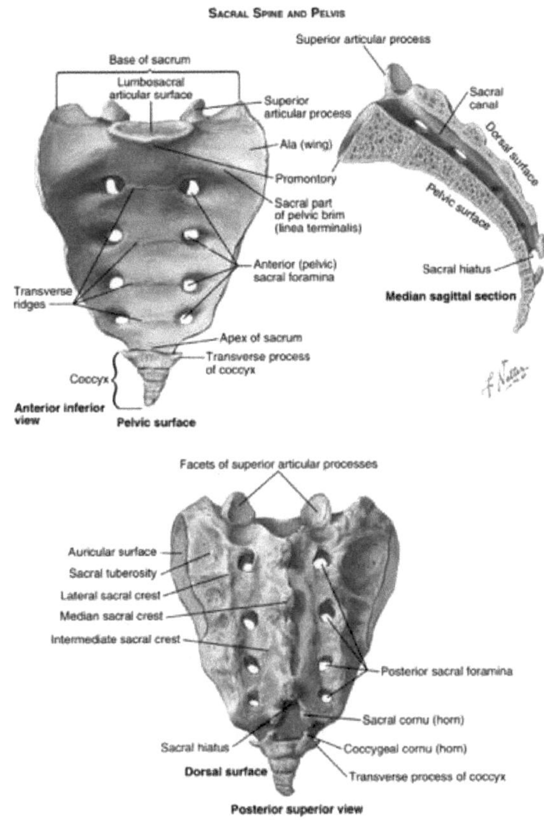

Figura 7. Sacro. 2012, Elsevier Inc. Todos os direitos reservados

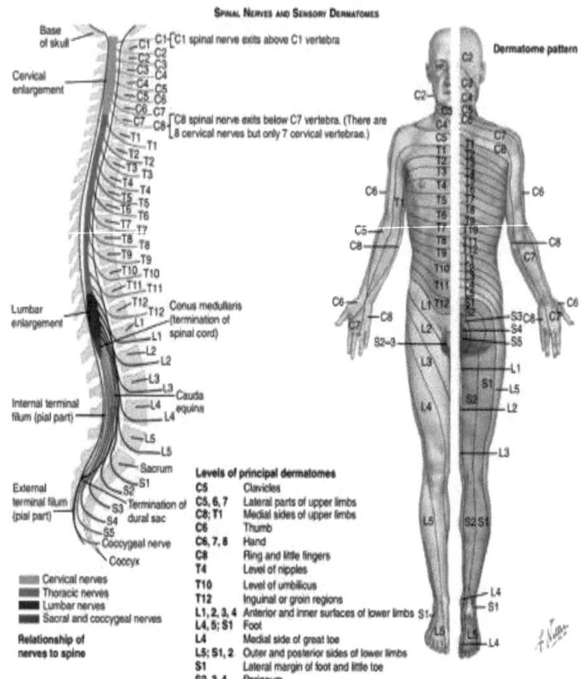

Figura 8. Dermátomos. 2012, Elsevier Inc. Todos os direitos reservados

Capítulo 3

Degenerescência e regeneração do disco/Metabolismo ósseo e osteoporose

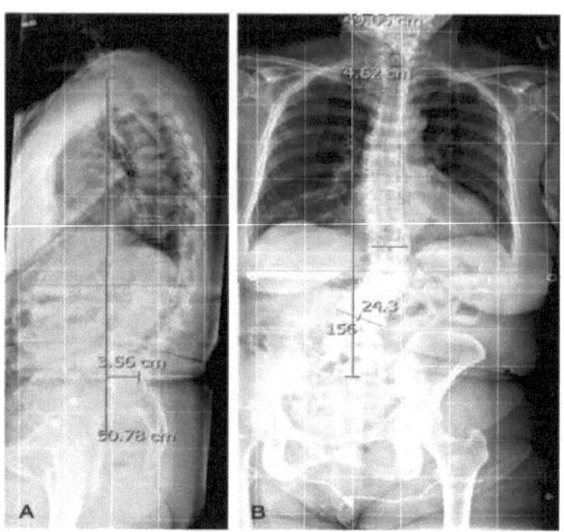

Figura 9. (A) Eixo vertical sagital. É traçado um fio de prumo a partir do ponto médio do corpo de C7. Em seguida, traça-se uma linha a partir do canto póstero-superior do sacro e mede-se até ao fio de prumo de C7 para obter uma medida do equilíbrio sagital. (B) Linha vertical sacral central. É traçada uma linha perpendicular à horizontal a partir do meio do sacro. A distância entre esta linha e o centro do processo espinhoso de C7 é utilizada para avaliar o desequilíbrio coronal

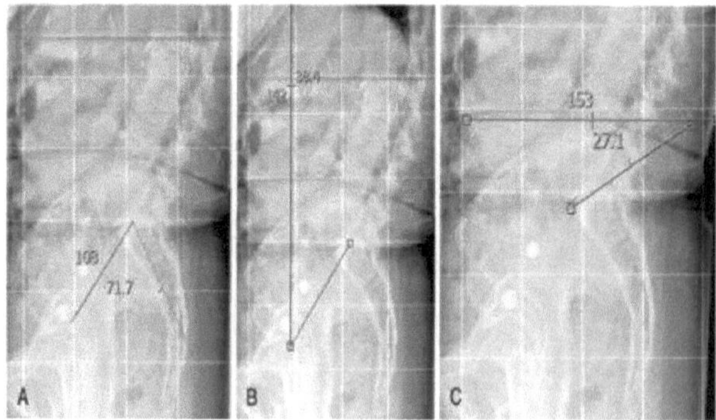

Figura 10. (A) Incidência pélvica. O ângulo medido a partir de uma linha perpendicular à placa terminal de S1 e uma linha que vai até ao centro da cabeça femoral. (B) Inclinação pélvica. O ângulo de uma linha medida ao centro da cabeça femoral a partir da placa terminal de S1 e uma linha medida perpendicularmente à horizontal do filme. (C) Inclinação sacral. O ângulo medido a partir de uma linha paralela à placa terminal S1 e à horizontal da película.

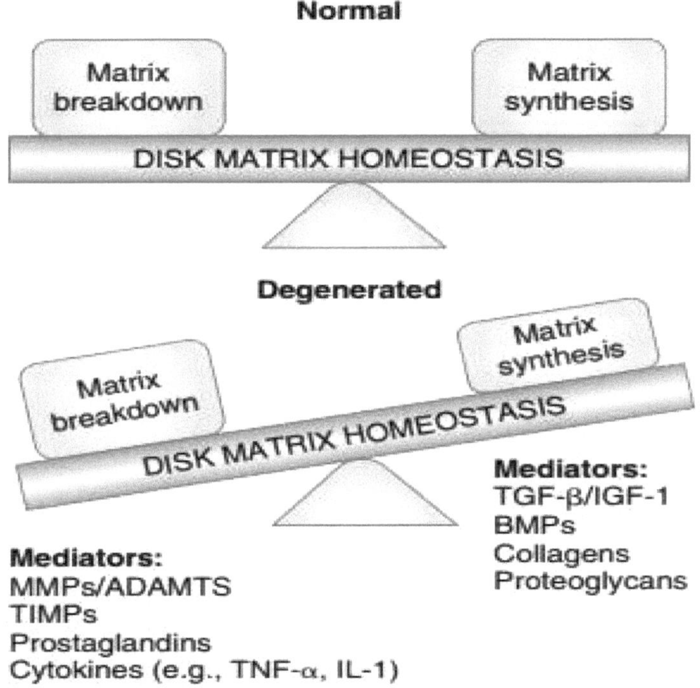

Figura 11. O equilíbrio entre o anabolismo e o catabolismo da matriz é alterado na degeneração do disco intervertebral. ADAMTS, A disintegrin and metalloproteinase with thrombospondin motifs; BMPs, proteínas morfogenéticas ósseas; IGF-1, fator de crescimento semelhante à

insulina 1; IL-1, interleucina-1; MMPs, metaloproteinases da matriz; TGF-β, fator de crescimento transformador β; TIMPs, inibidores tecidulares da metaloproteinase; TNF-α, fator de necrose tumoral α. (De Jacobs LJ, Vo N, Kang JD. Identificação de alvos inflamatórios para terapias biológicas para dor na coluna. PM R. 2011;3[6 suppl 1]: S12-S17).

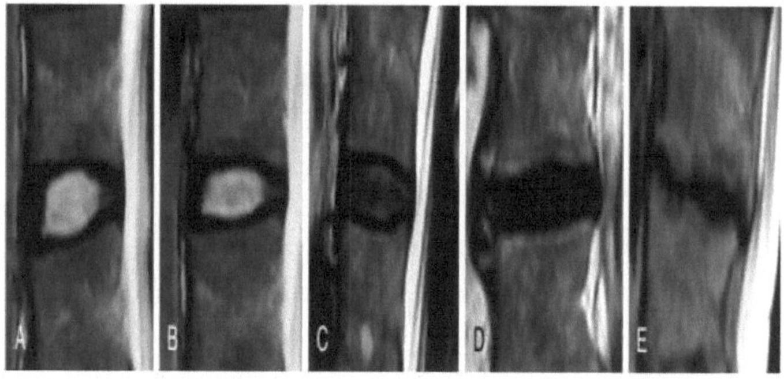

Figura 12. Ilustração dos graus de degeneração do disco intervertebral de Pfirrmann. (A) Grau I. (B) Grau II. (C) Grau III. (D) Grau IV. (E) Grau V

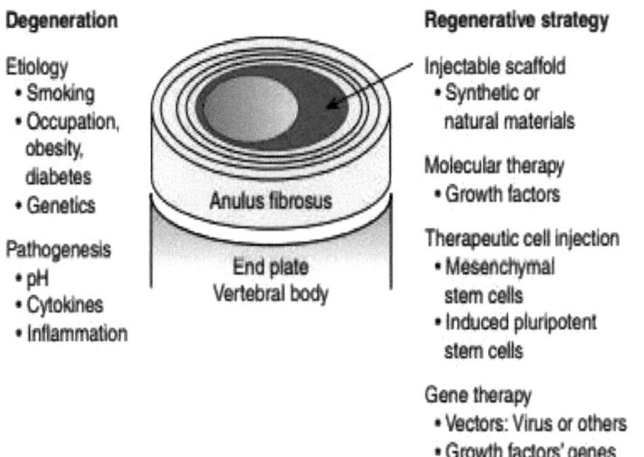

Figura 13. Causas comuns de degenerescência do disco e várias técnicas de regeneração de tecidos

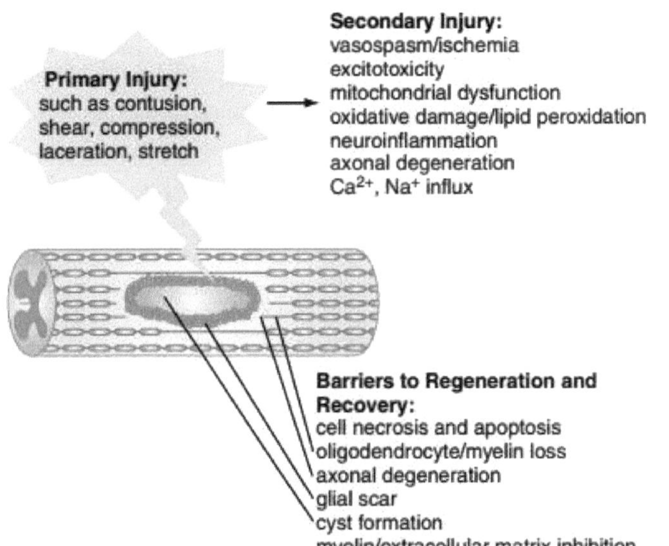

Figura 14. Fisiopatologia da lesão da medula espinal: lesão primária e secundária. A lesão da medula espinal resulta de uma lesão primária

inicial em consequência de vários mecanismos de lesão. Segue-se uma lesão secundária que envolve a destruição progressiva dos tecidos durante semanas e meses após a lesão primária, em resultado de insultos sistémicos e celulares adicionais.

No início da lesão, os cuidados médicos destinam-se a evitar e a melhorar as agressões sistémicas. Ocorrem importantes alterações histológicas na medula espinhal após a lesão. Embora muitas alterações, como a formação de cicatrizes e o infiltrado inflamatório, tenham efeitos benéficos, também podem levar a mais danos e à inibição dos processos regenerativos. As estratégias terapêuticas actuais para a lesão da espinal medula destinam-se a melhorar a lesão secundária para reduzir a perda de células (neuroprotecção), a alterar o ambiente da espinal medula para promover a reparação (regeneração) ou a substituir as células perdidas (terapia de substituição celular). É raro que os mecanismos de lesão interrompam totalmente a continuidade anatómica da medula.12 Mesmo em lesões clinicamente completas de grau A da ASIA Impairment Scale (AIS), os axónios viáveis podem ainda atravessar o local da lesão, mas são disfuncionais devido à perda de mielinização funcional e à alteração da composição dos receptores, prejudicando assim a sinalização neural eficaz.

Capítulo 4

Aspectos gerais da cirurgia da coluna vertebral

A lesão da medula espinal resulta de uma lesão primária inicial em consequência de vários mecanismos de lesão. Lesão secundária

Segue-se uma destruição progressiva dos tecidos durante semanas e meses após a lesão primária, em resultado de insultos sistémicos e celulares adicionais. Logo após a lesão, os cuidados médicos destinam-se a evitar e a melhorar as agressões sistémicas. Ocorrem importantes alterações histológicas na medula espinal após a lesão. Embora muitas alterações, como a formação de cicatrizes e o infiltrado inflamatório, tenham efeitos benéficos, também podem levar a mais danos e à inibição dos processos regenerativos.

As estratégias terapêuticas actuais para a lesão da medula espinal visam melhorar a lesão secundária para reduzir a perda de células (neuroprotecção), alterar o ambiente da medula espinal para promover a reparação (regeneração) ou substituir as células perdidas (terapia de substituição celular). Nas últimas décadas, registaram-se avanços consideráveis no desenvolvimento de técnicas de avaliação válidas e objectivas para medir as alterações na função da medula espinal em caso de lesão ou doença.

Tabela 2. Fases temporais da lesão da espinal medula

Immediate	<2 hours	• Primary mechanical injury (severing of axons) • Gray matter hemorrhage and ischemia • Microglial activation • Release of pro-inflammatory factors (IL-1β, TNFα, IL-6)
Early acute	<48 hours	• Vasogenic and cytotoxic edema • ROS production, lipid peroxidation • Glutamate-mediated excitotoxicity • Continued hemorrhage, ischemia, and necrosis • Neutrophil invasion • Peak BSCB permeability • Early demyelination (oligodendrocyte death) • Neuronal death • Axonal swelling • Systemic events (systemic shock, spinal shock, hypotension, hypoxia)
Subacute	<14 days	• Macrophage infiltration • Initiation of astroglial scar (reactive astrogliosis) • BSCB repair and resolution of edema
Intermediate	<6 months	• Continued formation of glial scar • Cyst formation • Lesion stabilization
Chronic	>6 months	• Prolonged Wallerian degeneration • Persistence of spared, demyelinated axons • Potential structural and functional plasticity of spared spinal cord tissue

Modified from Rowland JW, Hawryluk GW, Kwon B, et al. Current status of acute spinal cord injury pathophysiology and emerging therapies: promise on the horizon. Neurosurg Focus. 2008;25(5):E2.

BSCB, Blood–spinal cord barrier; *IL*, interleukin; *TNF-α*, tumor necrosis factor-α.

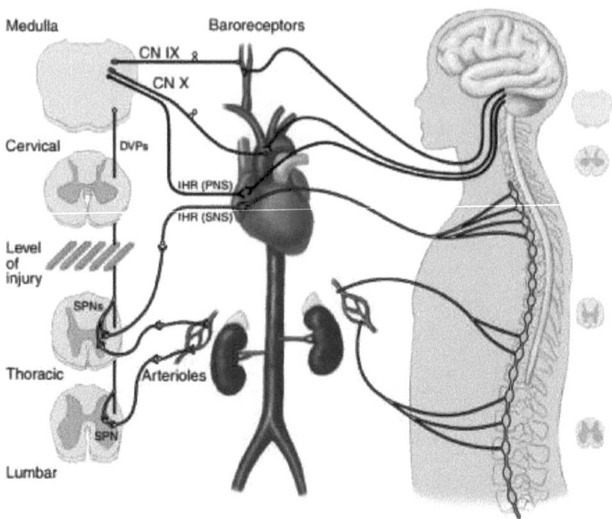

Figura 15. Representação esquemática da inervação central e autonómica do sistema cardiovascular. Na vista frontal da medula espinhal (esquerda), os neurónios pré-ganglionares simpáticos espinhais (SPNs) são mostrados como desconectados dos centros cardiovasculares medulares por uma lesão da medula espinhal cervical, enquanto o sistema nervoso parassimpático (PNS) está intacto. A inervação cardíaca parassimpática (azul) e a inervação cardíaca simpática (amarelo) podem reduzir e aumentar a frequência cardíaca (FC), respetivamente. Os aferentes parassimpáticos dos barorreceptores do arco aórtico e da artéria carótida viajam para a medula oblonga através do nervo craniano (NC) IX (nervo glossofaríngeo; verde) e do NC X (nervo vago; verde). São mostradas as fibras eferentes (linhas amarelas ou azuis) e as fibras aferentes (linhas verdes). A figura do lado direito representa esquematicamente a neuroanatomia da inervação cardiovascular, incluindo o SNC (laranja), o sistema nervoso simpático extramedular (SNS; amarelo) e o SNP

extramedular (azul). DVPs, vias vasomotoras descendentes. (Reproduzido de Furlan JC, Fehlings MG. Cardiovascular complications after acute spinal cord injury: pathophysiology, diagnosis, and management. Neurosurg Focus. 2008.

Tabela 3. Choque Neurogénico vs. Choque Espinal

	Neurogenic Shock	**Spinal Shock**
Definition	Sudden loss of the descending sympathetic tracts after severe central nervous system damage	Immediate loss of reflexes, bladder function, and muscle tone below the level of injury
Blood pressure	Hypotension	Hypotension
Pulse	Bradycardia	Bradycardia
Motor palsy	Variable	Flaccid
Mechanism	Excessive pooling of blood in the organs caused by loss of descending sympathetic tracts and loss of the reflex vasoconstrictor effect of arterial baroreceptors	Venous pooling caused by lack of counteracting muscular effects of the lower extremities resulting from unresponsiveness of peripheral nerves to brain stimulation

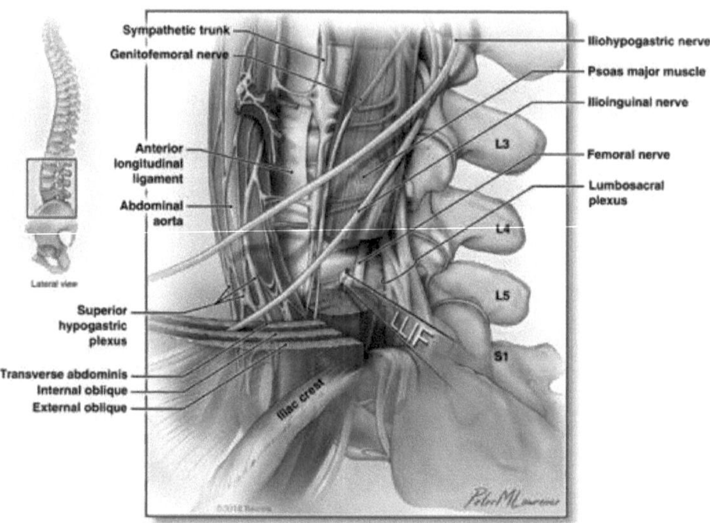

Figura 16. Ilustração da posição dos nervos relevantes para uma abordagem transpsoas lateral. LLIF, Fusão intercorporal lombar lateral. (Usado com permissão do Barrow Neurological Institute, Phoenix, AZ.)

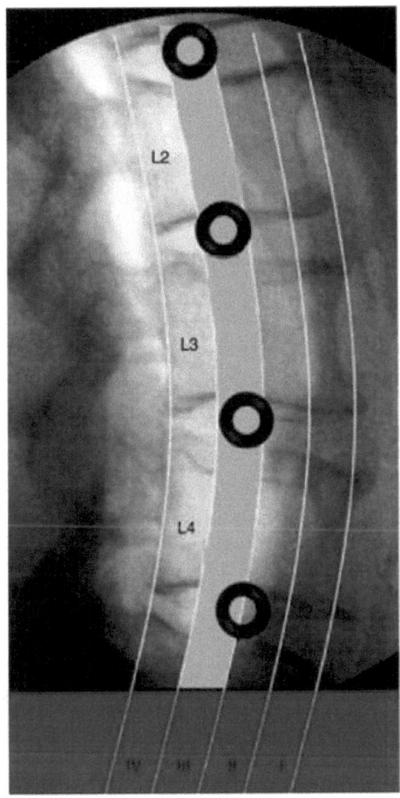

Figura 17. Radiografia lateral da coluna lombar demonstrando a divisão das vértebras em 4 zonas (zonas I-IV) de anterior para posterior. A zona de segurança relativa (zona III) está representada a verde. As zonas de trabalho seguras recomendadas para evitar lesões nervosas diretas foram indicadas com círculos pretos em cada nível. (De Uribe JS, Arredondo N, Dakwar E, et al. Definição das zonas de trabalho seguras utilizando a abordagem transpsoas lateral retroperitoneal minimamente invasiva: um estudo anatómico. J Neurosurg Spine. 2010

Tabela 4. Causas secundárias de osteoporose

System	Disease(s)
Endocrine	Hyperthyroidism, hyperparathyroidism, diabetes mellitus, Cushing syndrome/ disease, adrenal insufficiency
Gastrointestinal	Celiac disease, inflammatory bowel disease, primary biliary cirrhosis, gastric bypass
Hematologic	Hemophilia, leukemia/lymphoma, multiple myeloma, sickle cell disease, thalassemia
Autoimmune	Systemic lupus erythematosus, rheumatoid arthritis, ankylosing spondylitis
Genetic	Cystic fibrosis, connective tissue disorder, osteogenesis imperfecta
Psychiatric	Anorexia, depression
Neurological	Spinal cord injury, multiple sclerosis, epilepsy
Genital/urinary	End-stage renal disease, hypogonadism, prior oophorectomy, premature ovarian failure
Cardiovascular	Congestive heart failure (secondary to comorbidities and medications)
Musculoskeletal	Breast cancer
Medications/procedures	Chemotherapy, radiotherapy, glucocorticoids, antiepileptics, anticoagulants
Malabsorptive conditions	Inflammatory bowel disease, celiac disease

Tabela 5. Classificação da Organização Mundial de Saúde da Osteoporose com base no T-Score

T-Score	Diagnosis
T ≥ −1.0	Normal
−1.0 > T > −2.5	Osteopenia
−2.5 ≥ T	Osteoporosis
−2.5 ≥ T with fracture	Severe osteoporosis

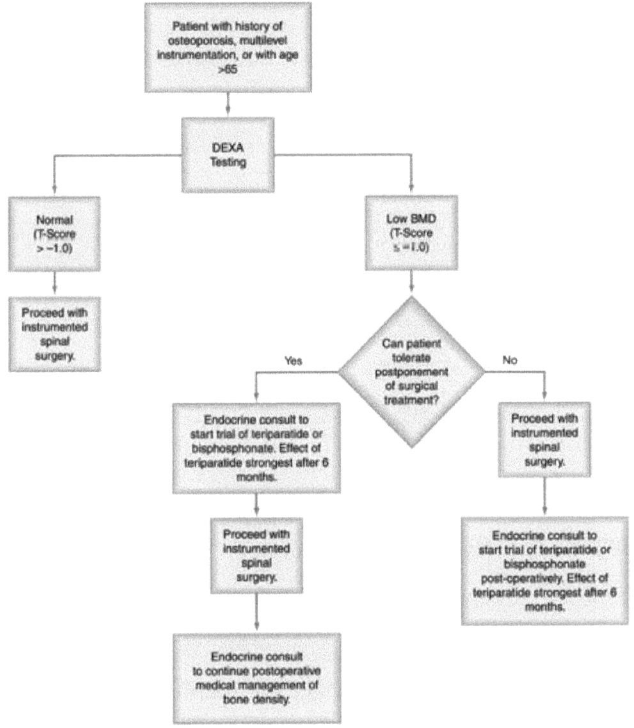

Figura 18. Algoritmo de triagem e tratamento para pacientes que estão a considerar a cirurgia da coluna vertebral com instrumentação. DMO, densidade mineral óssea; DEXA, absorciometria de raios X de dupla energia. (De McCoy S, Tundo F, Chidambaram S, Baaj AA. Considerações clínicas para a cirurgia da coluna vertebral no doente osteoporótico: Uma revisão abrangente. Clin Neurol Neurosurg. 2019; 180:40-47)

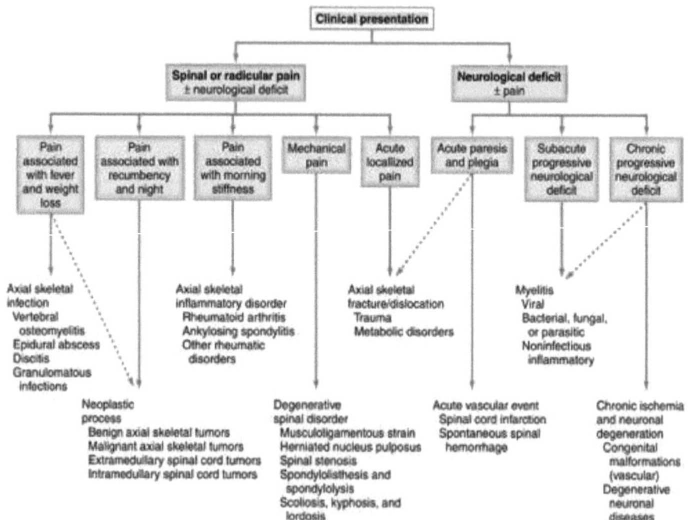

Figura 19. Representação das afecções que podem causar dores lombares e radiculares por tipo de etiologia. Este algoritmo classifica e organiza a patologia da coluna vertebral de acordo com a apresentação clínica. A estrutura básica do algoritmo deve ajudar os médicos a restringir os diagnósticos diferenciais, a ter em conta as condições raramente encontradas e a prosseguir com a investigação de uma forma lógica

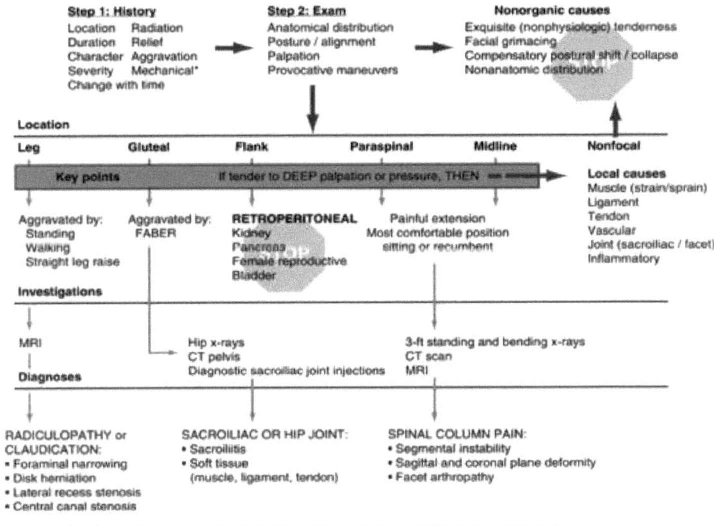

Figura 20. Roteiro para a investigação e o diagnóstico da dor lombar e da dor nas pernas, incluindo diagnósticos diferenciais e ferramentas de diagnóstico comuns. FABER, Flexão, abdução, rotação externa

Capítulo 5

Tratamento não cirúrgico e pós-cirúrgico da dor lombar Avaliação e tratamento das hérnias de disco cervicais/ Avaliação e tratamento da ossificação do ligamento longitudinal posterior

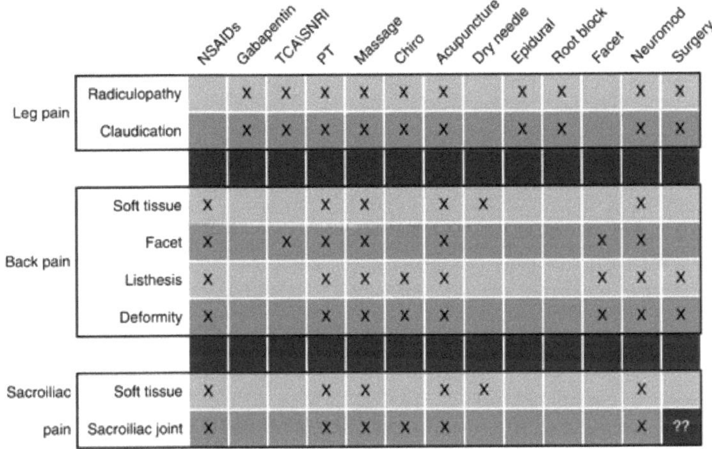

		NSAIDs	Gabapentin	TCA\SNRI	PT	Massage	Chiro	Acupuncture	Dry needle	Epidural	Root block	Facet	Neuromod	Surgery
Leg pain	Radiculopathy		X	X	X	X	X	X		X	X		X	X
	Claudication		X	X	X	X	X	X		X	X		X	X
Back pain	Soft tissue	X			X	X		X	X				X	
	Facet	X		X	X	X		X				X	X	
	Listhesis	X			X	X	X	X				X	X	X
	Deformity	X			X	X	X	X				X	X	X
Sacroiliac pain	Soft tissue	X			X	X		X	X				X	
	Sacroiliac joint	X			X	X	X	X					X	??

Figura 21. Opções de tratamento para diferentes tipos de dor lombar e dor nas pernas. As caixas com um X indicam "opção de tratamento", enquanto as caixas vazias indicam "não recomendado". quiro, terapia quiroprática; neuromod, neuromodulação; AINEs, anti-inflamatórios não esteróides; PT, fisioterapia; SNRI, inibidor da recaptação da serotonina e da norepinefrina; TCA, antidepressivo tricíclico

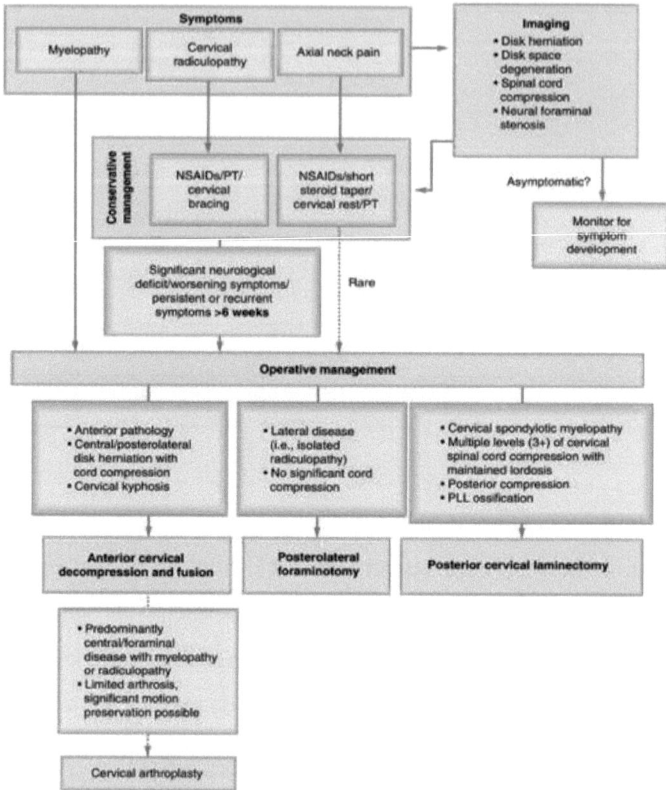

Figura 22. Algoritmo de diagnóstico e tratamento das hérnias discais cervicais. AINEs, medicamentos anti-inflamatórios não esteróides; PLL , ligamento longitudinal posterior ; PT, fisioterapia

Capítulo 6

Dicas para abordagens de cirurgia da coluna vertebral com dicas clínicas

Estão disponíveis várias outras opções farmacológicas para os doentes que continuam a ter dor, incluindo medicamentos para a dor neuropática, como a gabapentina. É de salientar que, embora na maioria dos casos a dor se resolva com medidas conservadoras, as opções cirúrgicas continuam a ser boas. Os estudos demonstraram resultados globalmente muito bons com a intervenção cirúrgica para a radiculopatia, com um alívio mais rápido da dor e uma maior satisfação do doente do que com outras medidas.26 Apesar disso, está indicado um tratamento inicial conservador para a radiculopatia cervical aguda. A intervenção cirúrgica deve ser reservada para doentes com défices ou declínio neurológico significativos, persistência ou deterioração dos sintomas apesar de um curso inicial de medidas conservadoras, ou
sintomas radiculares persistentes ou recorrentes que durem mais de 6 semanas e não respondam a medidas conservadoras adequadas.

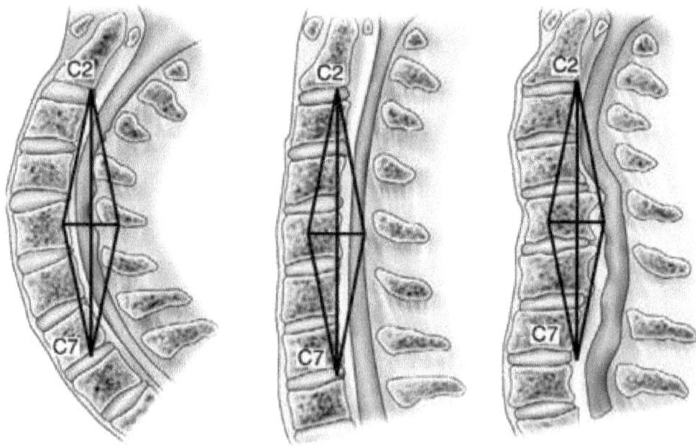

Figura 23. Progressão do alinhamento sagital em pacientes com espondilose cervical de lordose (esquerda), para endireitado (centro), para cifose (direita). (De Naderi S, Benzel EC, Baldwin NG. Cervical

spondylotic myelopathy: surgical decision making. Neurosurg Focus.

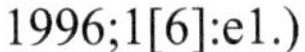

1996;1[6]:e1.)

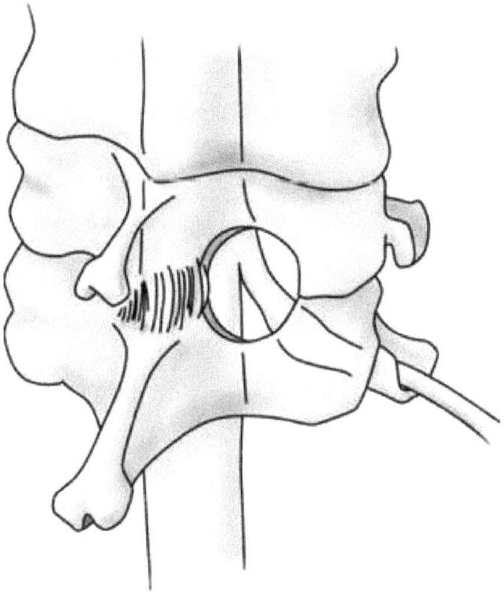

Figura 24. Laminoforaminotomia para radiculopatia.

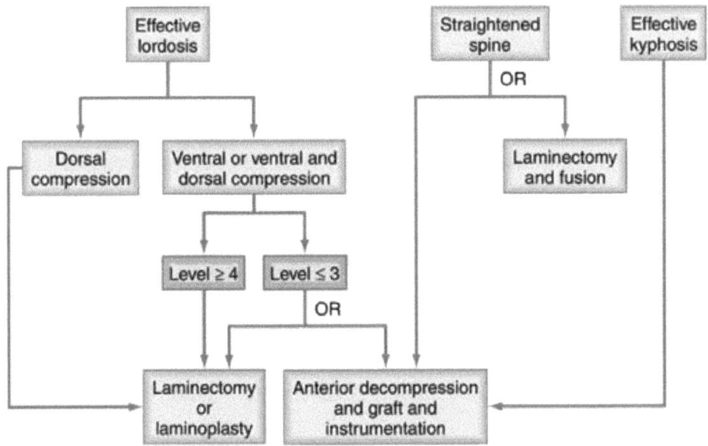

Figura 25. Algoritmo de tratamento cirúrgico da mielopatia espondilótica cervical

Tabela 6. Estágio da lesão da medula espinhal causada pela ossificação do ligamento longitudinal posterior

Stage 0	Normal (aging changes)
Stage 1	Mild compression
Stage 2	Moderate compression with neuronal loss
Stage 3	Intrinsic cystic necrosis

From Mizuno J, Nakagawa H, Iwata K, et al. Pathology of spinal cord lesions caused by ossification of the posterior longitudinal ligament, with special reference to reversibility of the spinal cord lesion. Neurol Res. 1992;14(4):312–314.

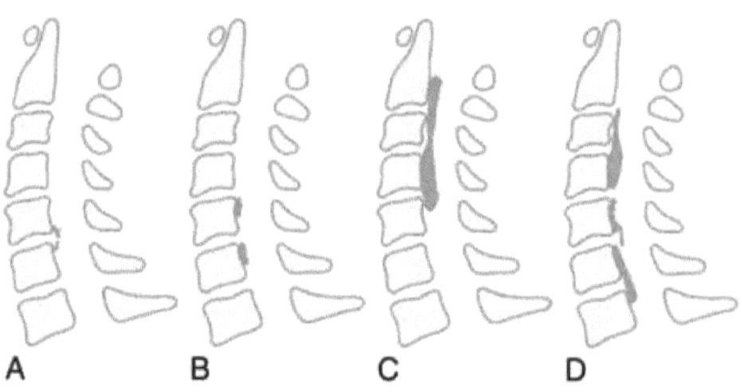

Figura 26. Ilustrações esquemáticas das caraterísticas radiológicas da ossificação do ligamento longitudinal posterior (OPLL) (verde). (A) OPLL focal (ossificação focal na margem posterior do corpo vertebral). (B) OPLL segmentar (ossificação atrás de cada corpo vertebral). (C) OPLL contínua (ossificação em forma de bastão sobre dois corpos vertebrais). (D) OPLL mista (combinação de OPLL segmentar e OPLL contínua). (De Mizuno J, Nakagawa H, Isobe M. Surgical results of anterior approach in ossification of the posterior longitudinal ligament in the cervical spine. Cirurgia da coluna vertebral. 1997

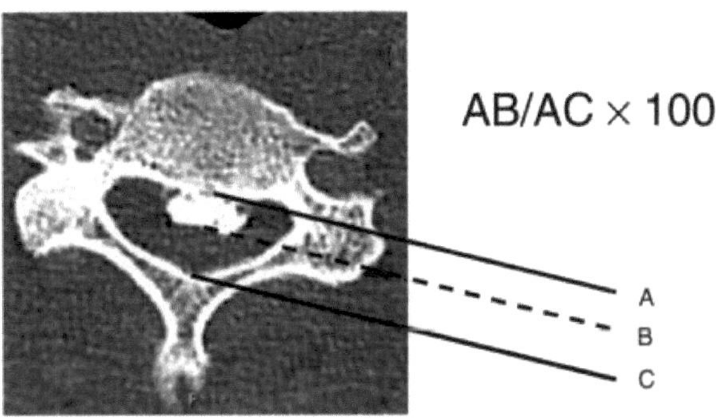

Figura 27. Rácio de ocupação do canal

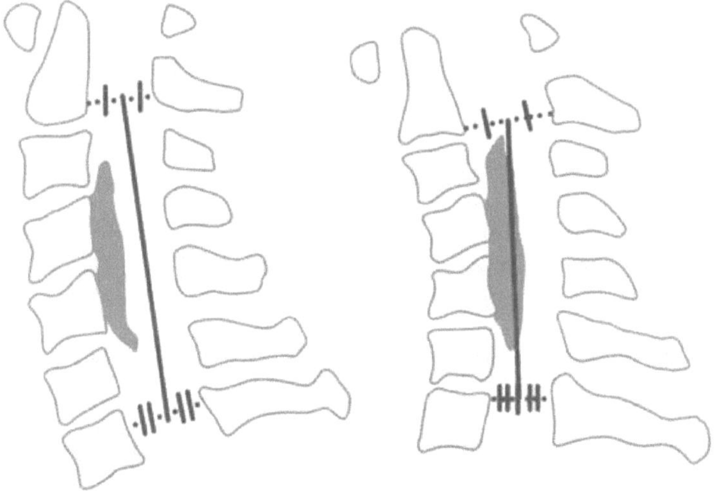

Figura 28. Ilustração esquemática do conceito de linha K. São apresentadas a linha K (+) (esquerda) e a linha K (-) (direita). (De Fujiyoshi T, Yamazaki M, Kawabe J, et al: Um novo conceito para tomar decisões relativamente à abordagem cirúrgica para a ossificação cervical do ligamento longitudinal posterior: A linha K. Spine. 2008

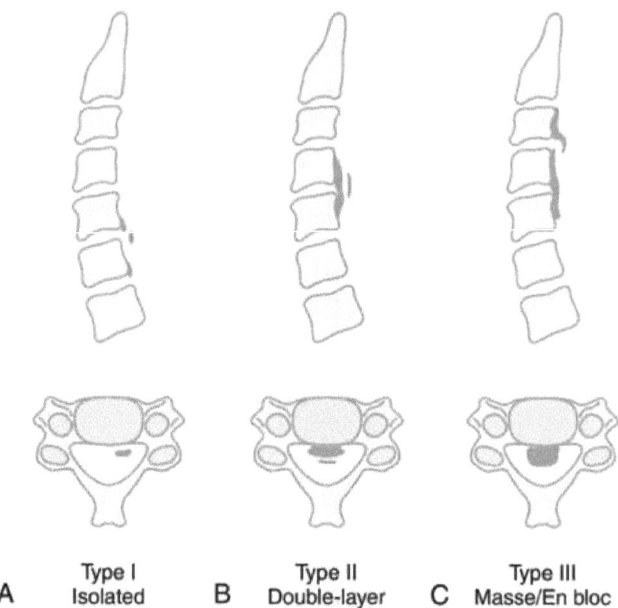

Figura 29. Ilustrações esquemáticas dos três tipos básicos de ossificação dural (verde) em associação com a ossificação do ligamento longitudinal posterior (LOLP) na coluna cervical. (A) Tipo I: ossificação dural isolada, sem relação com a OPLL. (B) Tipo II: ossificação dural de dupla camada, que ocorre com OPLL no mesmo nível; os dois processos patológicos são separados por um espaço epidural. (C) Tipo III: ossificação em bloco da dura-máter com cauda meníngea. (De Mizuno J, akagawa H, Matsuo N, Song JS. Ossificação dural associada à ossificação cervical do ligamento longitudinal posterior: frequência da ossificação dural e comparação das modalidades de neuroimagem na capacidade de identificar a doença. J Neurosurg Spine. 2005

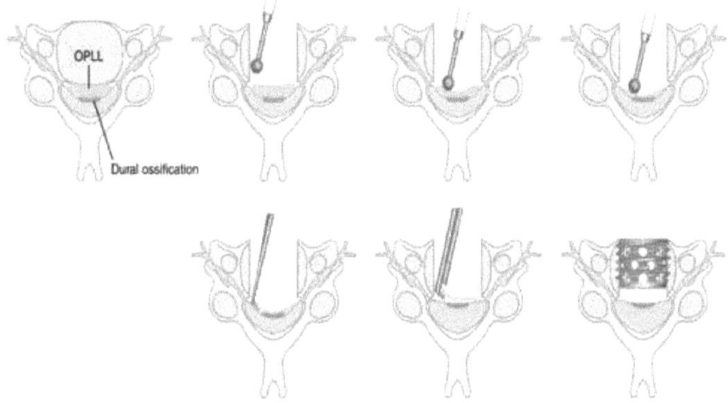

Figura 30. Ilustrações esquemáticas da técnica cirúrgica para ossificação do ligamento longitudinal posterior (LOLP) com ossificação dural. Após a corpectomia, o LPO é exposto e perfurado até ficar fino como papel. A margem cirúrgica entre o OPLL e a dura ossificada é identificada e o OPLL residual é meticulosamente removido sem remoção da ossificação dural. É colocada uma gaiola de titânio no defeito ósseo.
(De Mizuno J, Nakagawa H, Song J, Matsuo N. Surgery for dural ossification in association with cervical ossification of the posterior longitudinal ligament via an anterior approach. Neurol India. 2005

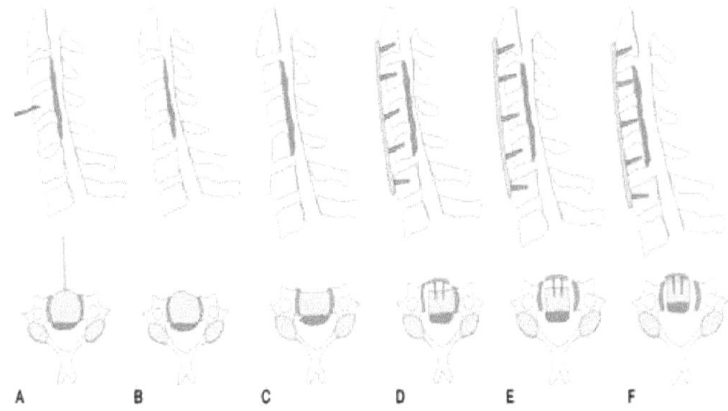

Figura 31. Ilustração esquemática dos passos cirúrgicos de um procedimento de fusão e deslocamento anterior controlável (ACAF). Imagens diagramáticas sagital (esquerda) e axial (direita) da coluna cervical. (A) Confirmação dos níveis cirúrgicos de ossificação do ligamento longitudinal posterior (LOLP) após exposição padrão. (B) Discectomias realizadas nos níveis envolvidos e um nível acima e abaixo da deslocação ante pretendida. (C) Ressecção da porção anterior dos corpos vertebrais e colocação de cages inter-corporais. (D) Criação de um canal contralateral, colocação de uma placa anterior com fixação nas vértebras terminais e colocação de parafusos intervenientes. (E) Criação de um canal ipsilateral para mobilizar segmentos flutuantes. (F) Deslocação anterior dos segmentos envolvidos e da OPLL para longe da medula através do aperto dos parafusos e avaliação radiográfica. (De Chen Y, Sun J, Yuan X, et al. Comparação da fusão e deslocação anterior controlável com a laminoplastia posterior no tratamento da ossificação cervical multinível do ligamento longitudinal posterior: um estudo prospetivo, aleatório e de controlo com pelo menos 1 ano de seguimento. Spine. 2020

Capítulo 7

Avaliação e tratamento da hérnia de disco torácica/Avaliação e tratamento da doença do disco lombar, estenose cervical, torácica e lombar

Tabela 7. Comparação de abordagens cirúrgicas para hérnia de disco torácica

	Approach	Advantage	Disadvantage
Posterior Posterolateral	Transfacet transpedicular	Access to lateral soft disks Possible at all thoracic levels Familiar anatomy No approach surgeon Avoids pleural cavity Less operative time	No ventral or midline exposure Inadequate for calcified disks Spinal cord retraction Possible iatrogenic instability
	Costotransversectomy lateral extracavitary	Access to lateral or paracentral soft disk Some access to midline Possible at all thoracic levels Minimal risk for pleura breach	No ventral or contralateral exposure Inadequate for calcified disks Spinal cord retraction Rhizotomy often required Extensive soft tissue dissection Fusion usually required
Lateral	Minimally invasive lateral retropleural	Ventral, midline, contralateral exposure Multiple levels Small corpectomy Interbody graft possible Approach surgeon not necessary No need for single lung ventilation Chest tube not routinely required	Narrow view through retractors Intercostal neuralgia Unable to access high thoracic levels
Anterior	Anterior transthoracic	Best midline and ventral exposure Unobstructed view and surgical corridor Wide corpectomy possible Contralateral access	Requires approach surgeon Post-thoracotomy pain Chest tube/single lung ventilation Pulmonary complications
	Thoracoscopic	Midline and ventral exposure Minimal bone and tissue disruption	Steep learning curve Two-dimensional visualization Manipulating long surgical instruments Intercostal neuralgia

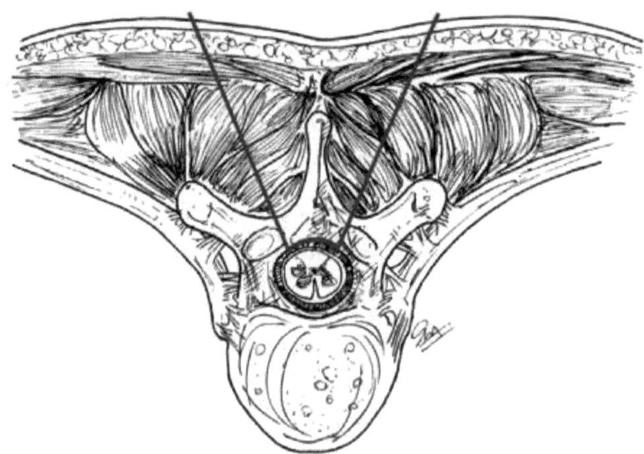

Figura 32. Laminectomia. Remoção de osso e visão do cirurgião durante a laminectomia.

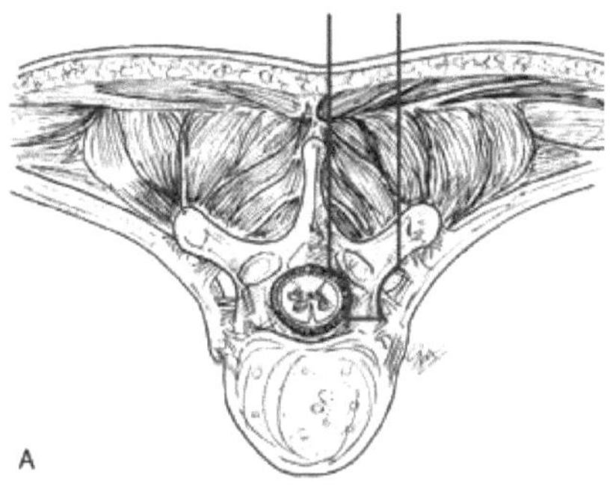

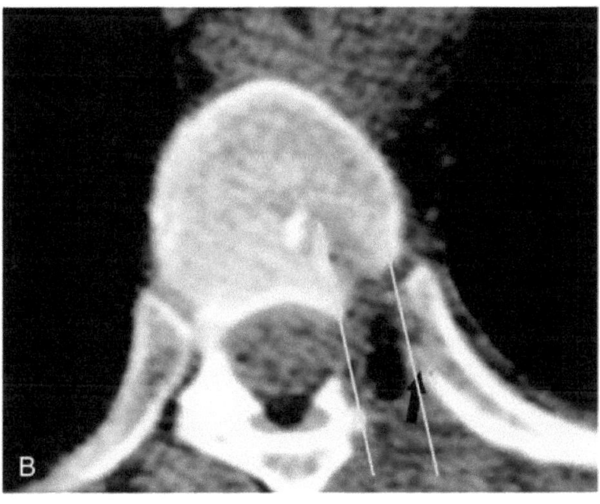

Figura 33. Abordagem transpedicular. (A) Ilustração da área exposta e remoção óssea. (B) Tomografia computorizada pós-operatória. Linhas amarelas mostram a visão do cirurgião. A seta indica o limite lateral (costela).

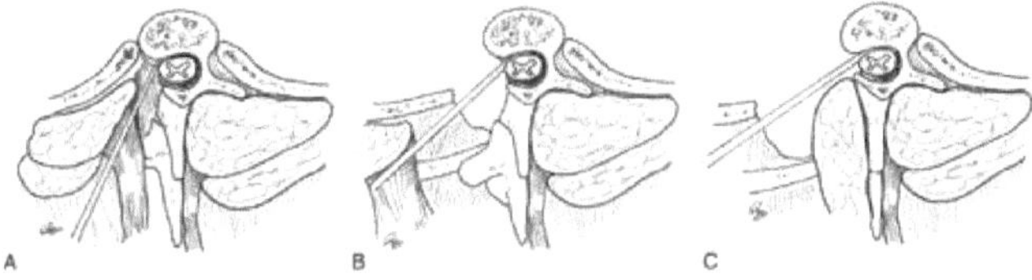

Figura 34. Etapas da costotransversectomia. (A) A remoção do processo transverso é completa, enquanto o pedículo é parcialmente removido. (B) Remoção da cabeça da costela. (C) O músculo multífido pode ser inclinado medialmente para proporcionar uma visão mais lateral. À medida que o procedimento progride, torna-se possível uma visão anterolateral da medula espinhal.

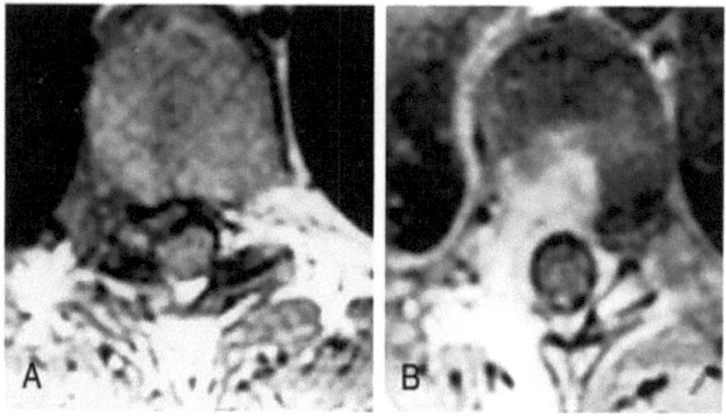

Figura 35. Costotransversectomia. (A) Imagem de RM pré-operatória. (B)
Imagem de RM pós-operatória.

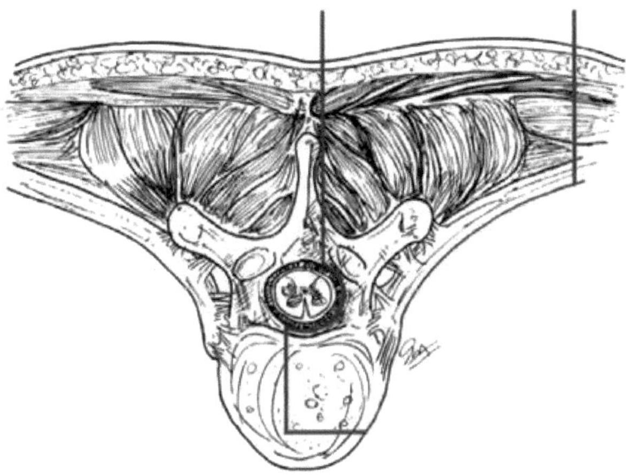

Figura 36. Ilustração de uma abordagem extra cavitária lateral

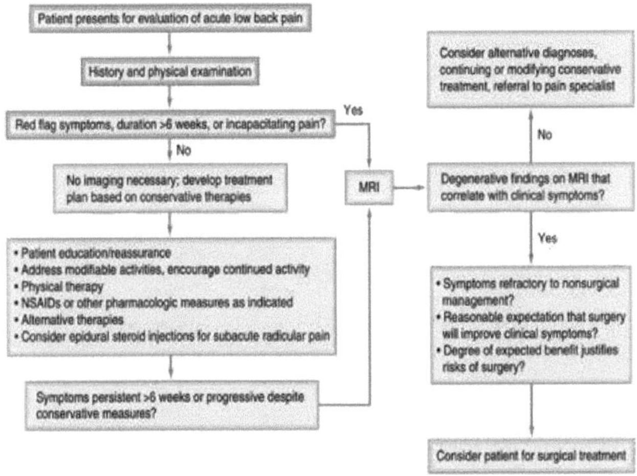

Figura 37. Algoritmo de gestão para o tratamento inicial do doente com dor lombar aguda. AINEs, Anti-inflamatórios não esteróides. (Modificado de Adult Acute and Subacute Low Back Pain, Diagnosis and Treatment Algorithms. 16ª ed. março de 2018. Instituto de Melhoria dos Sistemas Clínicos

TABELA 8. Diagnóstico diferencial da estenose espinal cervical e torácica

Classification	Pathology
Peripheral neuropathy	Median nerve compressive neuropathy Ulnar nerve compressive neuropathy
Inflammatory	Transverse myelitis Paraneoplastic syndrome Sarcoidosis
Infectious	Epidural abscess Acute viral myelitis
Vascular	Vascular malformation Epidural hematoma
Metabolic/toxic disorders	Subacute combined degeneration Radiation myelopathy
Neoplasms	Intra- or extramedullary tumors
Others	Multiple sclerosis Amyotrophic lateral sclerosis Syringomyelia

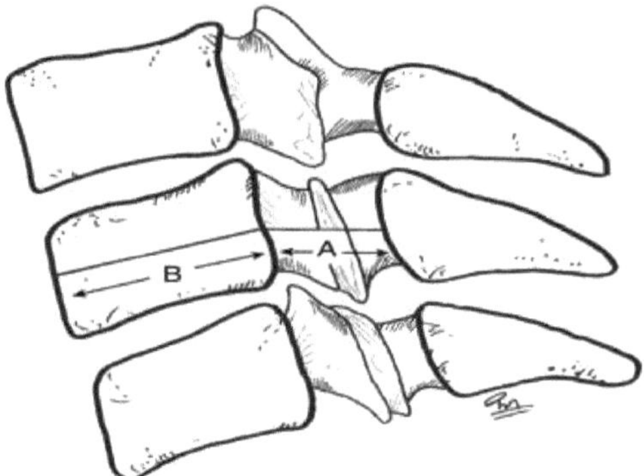

Figura 38. Rácio de Torg-Pavlov. O rácio de Torg-Pavlov é definido como o rácio entre o diâmetro do canal sagital (A) e o diâmetro do corpo vertebral (B) ao mesmo nível.

Tabela 9. Diagnóstico diferencial da estenose espinal lombar

Classification	Pathology
Vascular	Vascular claudication
	Spinal vascular malformation
Degenerative	Osteoarthritis of the hip
	Osteoarthritis of the knee
Peripheral neuropathy	Distal polyneuropathy
Inflammatory	Spinal arachnoiditis
	Sarcoidosis
Neoplasms	Extramedullary tumors
Congenital	Tethered cord syndrome

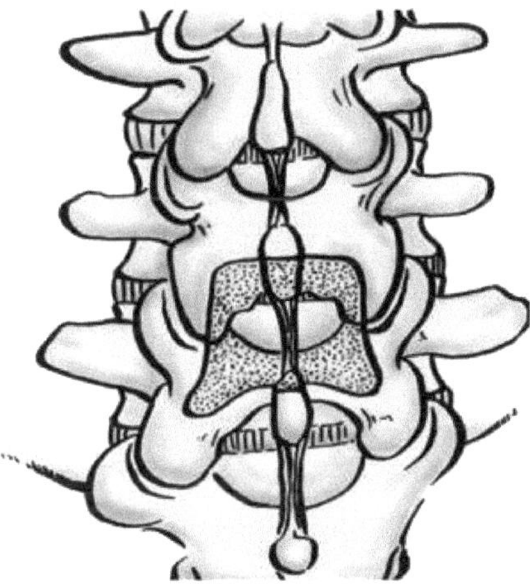

Figura 39. Desenho da zona de descompressão interlaminar

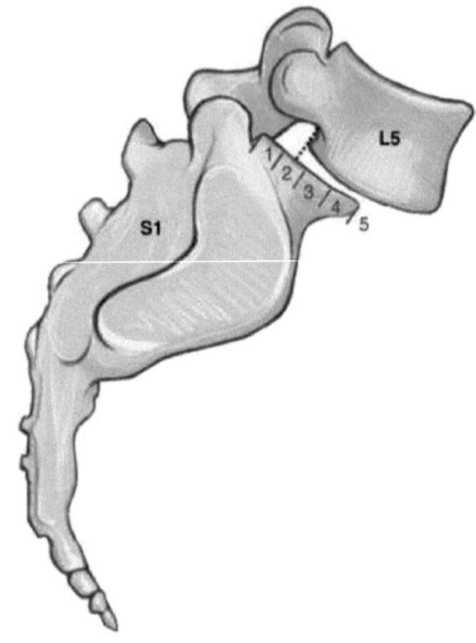

Figura 40. Desenho de um exemplo de espondilolistese de grau II

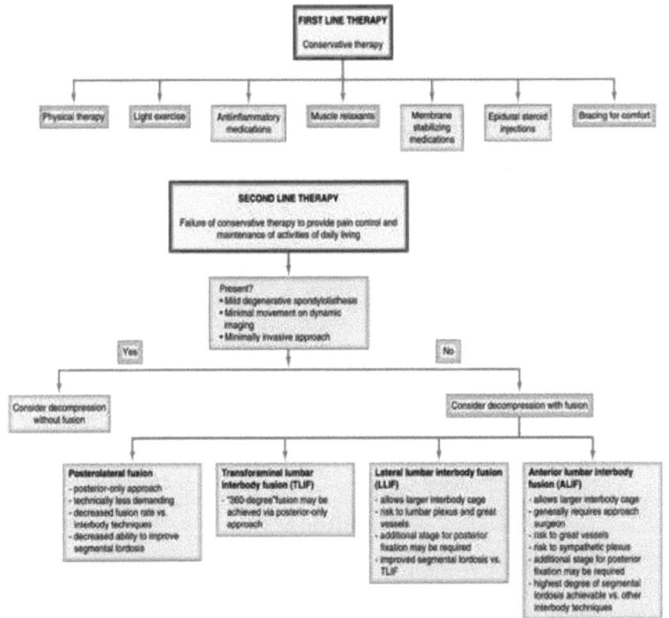

Figura 41. Algoritmo de tratamento para terapia de primeira e segunda linha no tratamento da espondilolistese lombar degenerativa

Capítulo 8

Avaliação e tratamento da espondilolistese lombar degenerativa/Avaliação e tratamento da mielopatia cervical degenerativa/Avaliação e tratamento do abcesso epidural da coluna vertebral

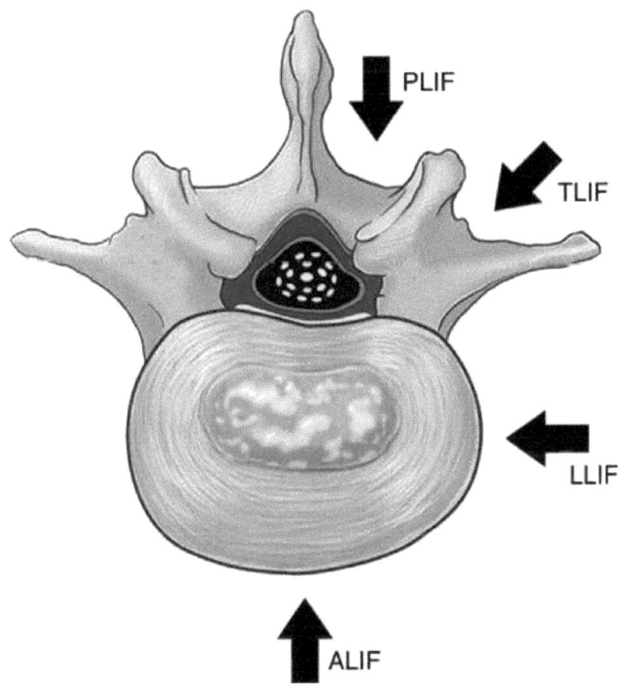

Figura 42. Desenho mostrando as várias abordagens para a fusão intercorporal. ALIF, fusão intercorporal lombar anterior; LLIF, fusão intercorporal lombar lateral; PLIF, fusão intercorporal lombar posterior; TLIF, fusão intercorporal lombar transforaminal

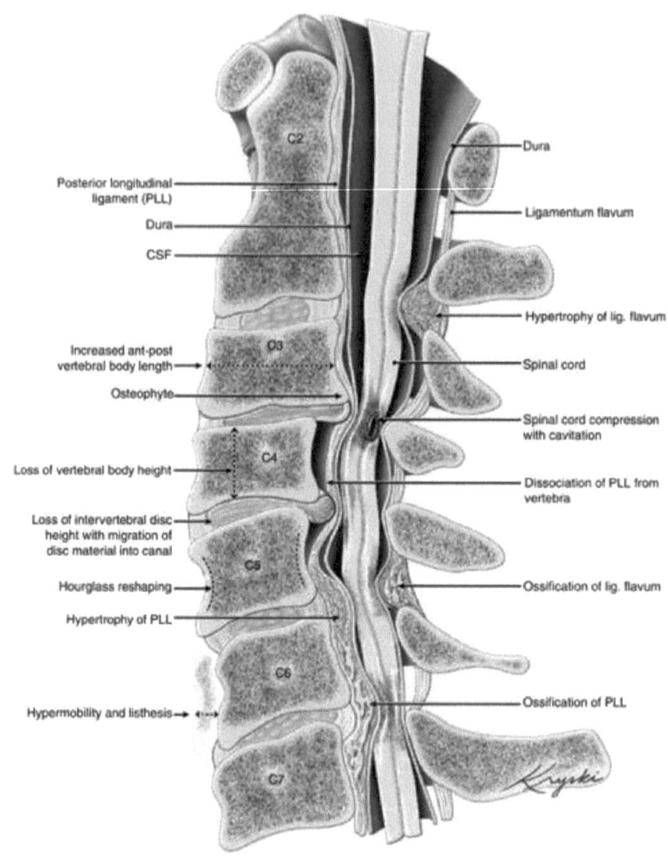

Figura 43. Ilustração das alterações patológicas caraterísticas da coluna vertebral cervical e da medula espinal na mielopatia cervical degenerativa. CSF, Líquido cefalorraquidiano. (Reproduzido com autorização de Badhiwala JH, Ahuja CS, Akbar MA, et al. Degenerative cervical myelopathy-update and future diretions. Nat Rev Neurol. 2020

Tabela 10. Escala modificada da Associação Ortopédica Japonesa

Motor Dysfunction, Upper Extremity	
0	Inability to move hands
1	Inability to eat with a spoon, but able to move hands
2	Inability to button shirt, but able to eat with a spoon
3	Able to button shirt with great difficulty
4	Able to button shirt with slight difficulty
5	No dysfunction
Motor Dysfunction, Lower Extremity	
0	Complete loss of motor and sensory function
1	Sensory preservation without ability to move legs
2	Able to move legs, but unable to walk
3	Able to walk on flat floor with a walking aid (cane or crutch)
4	Able to walk up and down stairs with handrail
5	Moderate-to-significant lack of stability, but able to walk up and down stairs without handrail
6	Mild lack of stability but able to walk with smooth reciprocation unaided
7	No dysfunction
Sensory Dysfunction, Upper Extremity	
0	Complete loss of hand sensation
1	Severe sensory loss or pain
2	Mild sensory loss
3	No sensory loss
Sphincter Dysfunction	
0	Inability to micturate voluntarily
1	Marked difficulty with micturition
2	Mild-to-moderate difficulty with micturition
3	Normal micturition

Data from Benzel EC, Lancon J, Kesterson L, Hadden T. Cervical laminectomy and dentate ligament section for cervical spondylotic myelopathy. J Spinal Disord. 1991;4:286–295.

Tabela 11. Grau Nurick

0	Signs or symptoms of root involvement but without evidence of spinal cord disease
I	Signs of spinal cord disease but no difficulty in walking
II	Slight difficulty in walking that did not prevent full-time employment
III	Difficulty in walking that prevented full-time employment or the ability to do all housework, but that was not so severe as to require someone else's help to walk
IV	Able to walk only with someone else's help or with the aid of a frame
V	Chairbound or bedridden

Data from Nurick S. The pathogenesis of the spinal cord disorder associated with cervical spondylosis. Brain. 1972;95:87–100; and Nurick S. The natural history and the results of surgical treatment of the spinal cord disorder associated with cervical spondylosis. Brain. 1972;95(1):101–108.

Tabela 12: Preditores de insucesso da terapia médica

No. of Risk Factors[a]	Risk of Failure of Medical Therapy
0	8.3%
1	35.4%
2	40.2%
3+	76.9%

[a]Risk factors: C-reactive protein >115; white blood cell count >12.5; positive blood cultures; diabetes.

From Patel A, Alton T, Bransford R, Lee M, Bellabarba C, Chapman J. Spinal epidural abscesses: risk factors, medical versus surgical management, a retrospective review of 128 cases. Spine J. 2014;14:326–330.

Tabela 13: Modelo de previsão multivariada de insucesso da terapêutica médica

Risk Factors	Risk of Failure of Medical Therapy
None	17%
1. Age >65 years	
2. Diabetes	
3. MRSA infection	44%
4. Neurological impairment[a]	76%
All except neurological impairment	83%
All 4	99%

[a] Phase III (incomplete cord injury, cauda equina syndrome, myelopathy) and Phase IV (complete spinal cord injury).

MRSA, Methicillin-resistant *Staphylococcus aureus*.

From Kim S, Melikian R, Ju K, et al. Independent predictors of failure of nonoperative management of spinal epidural abscesses. Spine J. 2014;14:1673–1679.

Tabela 14: Classificação dos défices neurológicos na tuberculose da coluna vertebral

Stage I	Patient has no weakness. Myelopathy detected on examination.
Stage II	Patient has weakness. Myelopathy on examination. Ambulates unaided; muscle power greater than grade 3.
Stage III	Bedridden, severe motor weakness. Sensory loss less than 50%.
Stage IV	Complete motor weakness with loss of sensation more than 50% and/or bladder/bowel involvement and/or flaccid paraplegia and/or paraplegia with flexor spasms.

Data from Tuli SM. Tuberculosis of the Skeletal System. 4th ed. Jaypee Brothers Medical Publishers; 2010.

Capítulo 9

Avaliação e tratamento das infecções fúngicas e tuberculosas da coluna vertebral/Avaliação e tratamento dos tumores benignos do esqueleto axial

Tabela 15: Caraterísticas básicas dos tumores benignos primários comuns da coluna vertebral

Tumor	% of Tumors	Cell of Origin	Age Range	Location	CT/MRI Appearance	Growth	Treatment
Hemangioma	30	Vascular	Fourth to sixth decades	Thoracic Lumbar	Honeycomb Polka dots Cystic/lytic	Non-neoplastic	Resection if aggressive Embolization Radiation?
Osteoid osteoma/ osteoblastoma	10–12	Osteoblasts	First and second decades	Lumbar Cervical Posterior elements	Sclerotic, nidus	Slow	Nonsteroidal anti-inflammatory drugs Curettage Resection Embolization, alcohol Radiofrequency Radiosurgery?
Aneurysmal bone cyst	10	Vascular	First to third decades	Thoracic Posterior elements Vertebral bodies	Cystic/lytic Fluid-fluid level Hemosiderin	Non-neoplastic	Excision Curettage Embolization
Osteochondroma	4	Mesenchymal/ cartilage	Third and fourth decades	Cervical/axis Spinous/ transverse process	Pedunculated healthy bone with a cartilaginous cap	Slow	Resection if symptomatic
Chondroma/ enchondroma	2	Mesenchymal/ cartilage	Second to fourth decades	No preference	Lytic Circumscribed, homogenous, with or without calcification	Non-neoplastic	Resection if symptomatic
Chondroblastoma	1	Immature cartilage	Adolescence or young adulthood	No preference	Nonspecific	Slow	Limited experience Wide margin resection if symptomatic
Giant cell tumor	5	Osteoclastic giant cells	Second and third decades	Sacrum Thoracic Lumbar	Cystic/lytic Nonsclerotic and Hemosiderin-enhancing	Slow, but locally aggressive, metastasis to lung	En bloc Embolization Radiation?

Tabela 16: Tumores malignos primários mais comuns da coluna vertebral

Tumor	Frequency
Chondrosarcoma	30%
Ewing sarcoma	25%
Osteosarcoma	23%
Chordoma	22%

Data from Mukherjee D, Chaichana KL, Gokaslan ZL, Aaronson O, Cheng JS, McGirt MJ. Survival of patients with malignant primary osseous spinal neoplasms: results from the Surveillance, Epidemiology, and End Results (SEER) database from 1973 to 2003. J Neurosurg Spine. 2011;14(2):143–150.

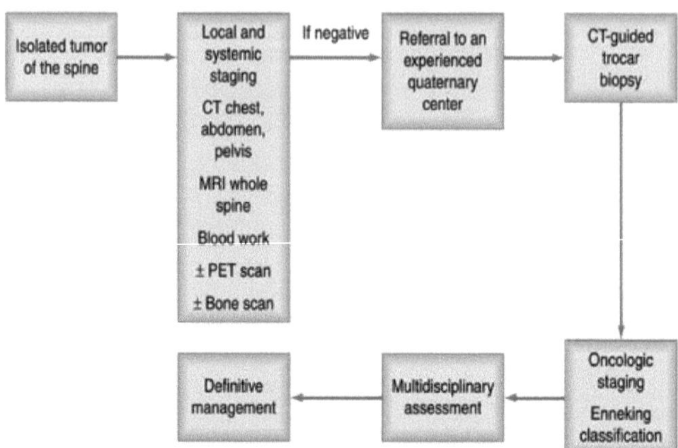

Figura 44. Algoritmo de abordagem de um paciente com suspeita de tumor primário da coluna vertebral.

Capítulo 10

Avaliação e tratamento de tumores malignos primários do esqueleto axial

Tabela 17: Sistema de estadiamento de Enneking

Stage	Grade	Local Extension	Metastases
BENIGN			
1	G0	Intracompartmental (T0)	No (M0)
2	G0	Intracompartmental (T0)	No (M0)
3	G0	Intracompartmental or extracompartmental (T1/T2)	No (M0)
MALIGNANT			
1A	Low (G1)	Intracompartmental (T1)	No (M0)
1B	Low (G1)	Extracompartmental (T2)	No (M0)
2A	High (G2)	Intracompartmental (T1)	No (M0)
2B	High (G2)	Extracompartmental (T2)	No (M0)
3	Any	Any	Yes (M1)

Modified from Enneking WF. A system of staging musculoskeletal neoplasms. Clin Orthop Relat Res. 1986;204:9–24.

Tabela 18: Articulação modificada dos estágios de Enneking com margens cirúrgicas

Enneking Stages	Margin for Control
1	No management unless for decompression or stabilization
2	Intralesional excision ± local adjuvants
3	Marginal en bloc excision
1a	Wide en bloc excision
1b	Wide en bloc excision
2a	Wide en bloc excision + effective adjuvants
2b	Wide en bloc excision + effective adjuvants
3a	Palliative
3b	Palliative

From Chan P, Boriani S, Fourney DR, et al. An assessment of the reliability of the Enneking and Weinstein-Boriani-Biagini classifications for staging of primary spinal tumors by the Spine Oncology Study Group. Spine. 2009;34(4):384–391.

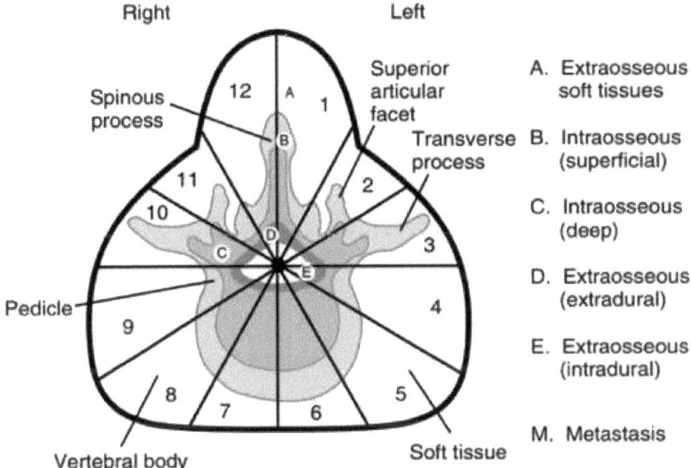

Figura 45. Sistema de classificação de Weinstein-Boriani-Biagini (De Boriani S, Weinstein J, Biagini R. Primary bone tumors of the spine: terminology and surgical staging. Spine. (Phila Pa 1976)

Capítulo 11

Avaliação e tratamento das lesões metastáticas da coluna vertebral, Avaliação e tratamento das lesões metastáticas da coluna vertebral/Avaliação e tratamento da artrite reumatoide e das doenças inflamatórias da coluna vertebral

Tabela 19: Exemplos de modelos clínicos de diagnóstico e prognóstico para sobrevivência e qualidade de vida relacionada com a saúde disponíveis para doentes com compressão epidural metastática da espinal medula

Cohort[a]	Survival Models	HRQOL Model
DIAGNOSTIC		
General surgical	Original and revised Tokuhashi[47,150]	
Not specified	Tomita[48]	
PROGNOSTIC		
General surgical	New England Spinal Metastasis Score (NESMS)[151]	Nater[154]
	Skeletal Oncology Research Group (SORG)[152]	
	Lei[153]	
	Nater[154]	
General cEBRT	Van der Linden[155]	
	Rades[156]	
	Bartels[157]	
General SBRT	Chao[158]	
	Prognostic Index for Spinal Metastases (PRISM)[159]	
General mixed	Modified Bauer[160]	
	Oswestry Spinal Risk Index (OSRI)[161]	
	Bollen[162]	
Breast cEBRT	Rades[163]	
Lung surgery	Lei[164]	
NSCLC surgery	Lei[165]	
NSCLC cEBRT	Rades[166]	
Prostate surgery	Crnalic[167]	
Prostate cEBRT	Rades[168]	

cEBRT, Conventional external beam radiation therapy; *HRQOL,* health-related quality of life; *NSCLC,* non–small cell lung cancer; *SBRT,* stereotactic body radiation therapy.

[a]Cohort: specificity of the patient sample used to create the model. General cohort: all types of primary tumors. Mixed cohort: patients with MESCC who were treated with conventional external beam radiation therapy or surgery.

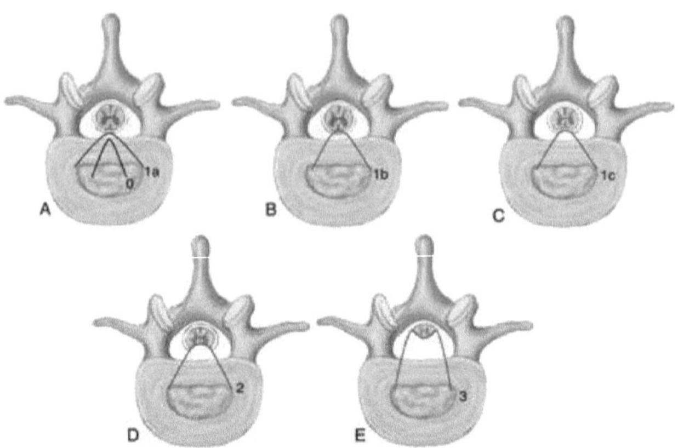

Figura 46. Representação esquemática do sistema de classificação de 6 pontos desenvolvido por Bilsky e colaboradores do Spine Oncology Study Group para descrever a compressão epidural da medula espinhal. (A) Grau 0: apenas doença óssea (linha preta); Grau 1a: impacto epidural sem deformação do saco dural. (B) Grau 1b: impacto epidural deformando o saco dural, mas não encostado à medula espinal. (C) Grau 1c: impacto epidural deformando o saco dural e confinando com a medula espinhal, mas sem compressão da medula espinhal. (D) Grau 2: compressão da medula espinal com líquido cefalorraquidiano à volta da medula espinal. (E) Grau 3: compressão da medula espinal sem líquido cefalorraquidiano à volta da medula espinal. (Adaptado de Bilsky MH, Laufer I, Fourney DR, et al. Reliability analysis of the epidural spinal cord compression scale. J Neurosurg Spine, 2010

Capítulo 12

Avaliação e tratamento da espondilite anquilosante e da hiperostose esquelética idiopática difusa/siringomielia do adulto

Tabela 20: Pontuação de Instabilidade Neoplásica da Coluna Vertebral (SINS)a

Characteristics	Score
LOCATION	
Junctional (occiput–C2; C7–T2; T11–L1; L5–S1)	3
Mobile spine (C3–C6; L2–L4)	2
Semirigid (T3–T10)	1
Rigid (S2–S5)	0
MECHANICAL PAIN[b]	
Yes	3
Occasional pain but not mechanical	1
Pain-free lesion	0
BONE LESION	
Osteolytic	2
Mixed (osteolytic and osteoblastic)	1
Osteoblastic	0
RADIOGRAPHIC SPINAL ALIGNMENT	
Subluxation/translation present	4
De novo deformity (kyphosis/scoliosis)	2
Normal alignment	0
VERTEBRAL BODY COLLAPSE	
>50% collapse	3
<50% collapse	2
No collapse with >50% body involved	1
None of the above	0
POSTEROLATERAL INVOLVEMENT OF SPINAL ELEMENTS[c]	
Bilateral	3
Unilateral	1
None of the above	0
TOTAL SCORE	
Stable	0–6 points
Indeterminate	7–12 points
Unstable	13–15 points

Adapted from Fisher CG, DiPaola CP, Ryken TC, et al. A novel classification system for spinal instability in neoplastic disease: an evidence-based approach and expert consensus from the Spine Oncology Study Group. Spine (Phila Pa 1976). 2010;35(22):E1221–E1229.

[a]Example: 58-year-old male with known lung carcinoma (see Fig. 328.1) would have a total SINS of 11: lesion located at T6 (1 point); presence of mechanical pain (3 points); osteolytic bone lesion (2 points); kyphosis (2 points); >50% vertebral body collapse (3 points); no posterolateral involvement (0 points). Therefore, spinal stability is indeterminate.

[b]Relief by recumbency and/or pain with movement/loading of spine.

[c]Facet, pedicle, or costovertebral joint fracture or replacement with tumor.

Tabela 21: Considerações diagnósticas e terapêuticas nos tumores intramedulares da medula espinal

History	• Nature, length, and severity of symptoms • Existing neurological deficits and timing of decline • Presence of pain, particularly nocturnal back pain • History of any systemic or CNS malignancy • History of any previous craniospinal radiation • Family history of CNS tumors or tumor syndromes • History and risk factors for autoimmunity and/or demyelinating disease
Imaging Workup	• Spinal MRI for primary lesion evaluation • Special consideration to any asymmetry of spinal cord dilation and infiltrative borders of lesion • Craniospinal imaging if suspicion for leptomeningeal spread • CT can be useful for nearby bony anatomy and for instrumentation planning • Systemic cancer screening (CT of chest, abdomen, or pelvis and/or PET/CT) • Vascular imaging in cases of diffuse cord edema to rule out dural arteriovenous fistula (i.e., Foix-Alajouanine syndrome)
Surgical Planning	• Surgical plan should take into account patient symptoms, goals of care, and health status. • Observation with serial imaging may be appropriate in some asymptomatic individuals with infiltrative-appearing, low-grade lesions. • Benefit of aggressive resection is controversial; consider biopsy and expansile duraplasty in suspected high-grade lesions. • Attempted gross total resection should be limited to cases in which good planes of dissection are present.
Postsurgical Management	• Pathologic results will dictate multimodal therapy in coordination with an experienced oncologist and radiation oncologist. • Serial imaging to monitor for local recurrence

CNS, Central nervous system; *CT*, computed tomography; *MRI*, magnetic resonance imaging; *PET*, positron emission tomography.

Tabela 22: Critérios de Nova Iorque modificados para a espondilite anquilosante

One clinical criterion and one radiographic criterion are needed for definite diagnosis of AS.

CLINICAL CRITERIA

Low back pain with inflammatory characteristics
Limitation of lumbar spine motion in sagittal and frontal planes
Decreased chest expansion

RADIOGRAPHIC CRITERIA

Bilateral sacroiliitis of grade 2 or higher
Unilateral sacroiliitis of grade 3 or higher

Tabela 23: Caraterísticas de diagnóstico da hiperostose esquelética idiopática difusa

Definition	No. of Vertebrae Connected by Bony Bridges	Peripheral Enthesopathies	SIJ Involvement
Resnick and Niwayama[43]	Four in thoracic spine	Not required	Not involved
Utsinger[44]	Four in thoracolumbar spine	Not required	Involvement of SIJ is not an exclusion criterion
Definite	Two in thoracolumbar spine	Bilateral enthesopathies	
Probable	Two in thoracolumbar spine	Not required	
Possible	None	Symmetrical enthesopathies preferably in more than two anatomic sites	

SIJ, Sacroiliac joint.

ASAS classification criteria for axial spondyloarthritis (SpA)
in patients with ≥3 months back pain and age at onset <45 years

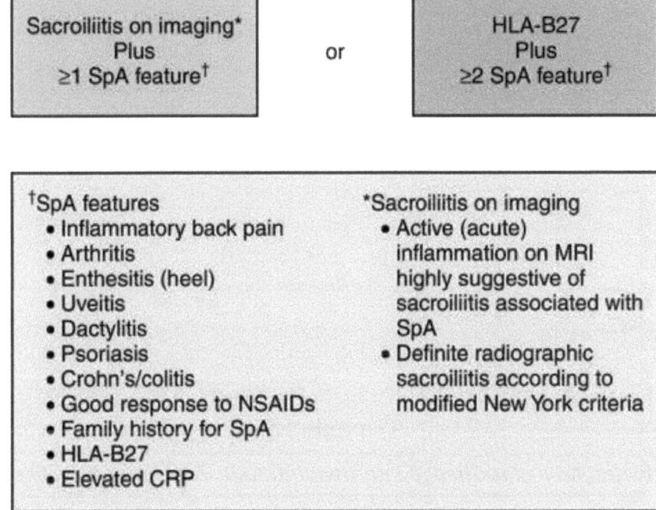

Figura 47. Avaliação dos critérios da SpondyloArthritis International Society (ASAS). PCR, proteína C-reactiva; RMN, imagem por ressonância magnética; AINEs, medicamentos anti-inflamatórios não esteróides; EAE, espondiloartrite. (Modificado de Rudwaleit M, van der Heijde D, Landewé R, et al. The development of Assessment of SpondyloArthritis International Society classification criteria for axial spondyloarthritis (part II): validation and final selection. Ann Rheum Dis. 2009

Capítulo 13

Avaliação e classificação da instabilidade da coluna vertebral Tratamento médico das lesões da espinal medula/Classificação e tratamento das lesões craniocervicais O-C1

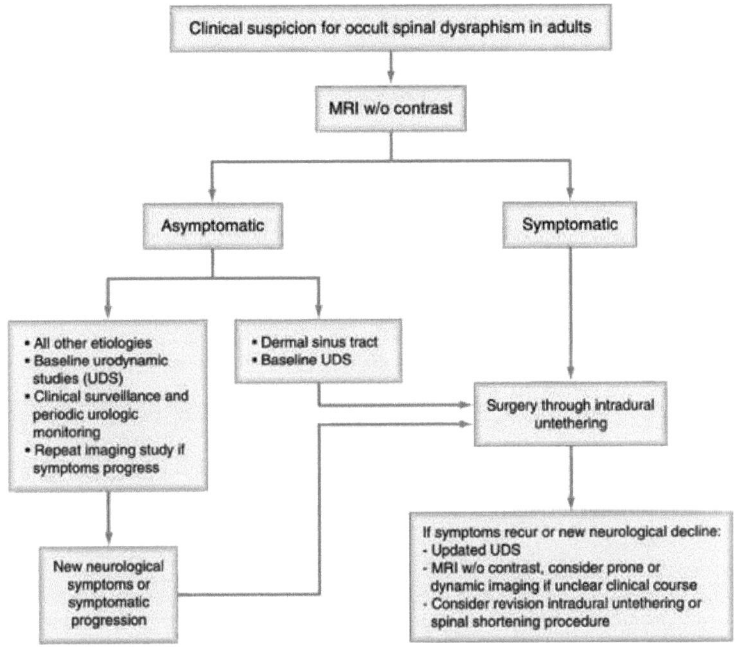

Figura 48. Algoritmo que demonstra uma abordagem faseada para a investigação em casos de suspeita clínica de disrafismo espinal oculto em adultos

Tabela 24. Classificação da siringomielia

Class	Type of Syringomyelia
I	Communicating syringomyelia Central canal dilations 1. Communicating hydrocephalus (posthemorrhagic, postmeningitic) 2. Complex hindbrain malformations (Chiari type II, encephalocele) 3. Dandy-Walker malformation
II	Noncommunicating syringomyelia Central canal/paracentral syrinxes 1. Chiari malformation 2. Basilar invagination 3. Spinal arachnoiditis (posttraumatic, postmeningitic) 4. Extramedullary compression (spondylosis, tumors, cysts) 5. Tethered cord 6. Acquired tonsillar herniation (hydrocephalus, intracranial mass lesions) Primary parenchymal cavitations 1. Spinal cord trauma 2. Ischemia/infarction 3. Intramedullary hemorrhage
III	Atrophic cavitations (syringomyelia ex vacuo)
IV	Neoplastic cavitations

Modified from Milhorat TH, Johnson RW, Milhorat RH, et al. Clinicopathological correlations in syringomyelia using axial magnetic resonance imaging. Neurosurgery. 1995;37:206–213.

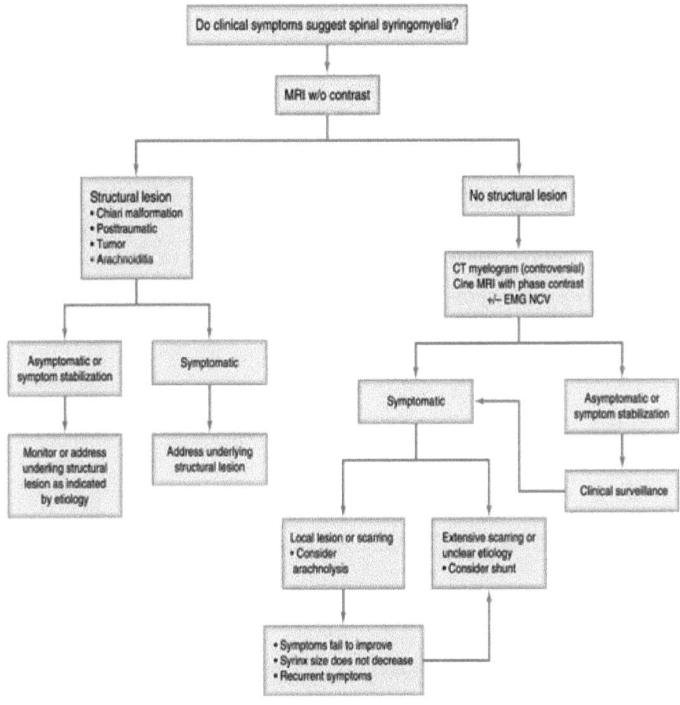

Figura 49. Algoritmo demonstrando a abordagem passo a passo para o trabalho em casos de suspeita clínica de siringomielia espinhal. EMG, eletromiografia; NCV, velocidade de condução nervosa.

Tabela 25. Achados de RM associados à aracnoidite lombar

Grade	Findings
1	Conglomeration of adherent nerve roots residing centrally within the thecal sac
2	Peripherally adherent nerve roots and "empty thecal sac" appearance, meningeal thickening
3	Soft tissue mass within spinal canal with obliteration of the subarachnoid space

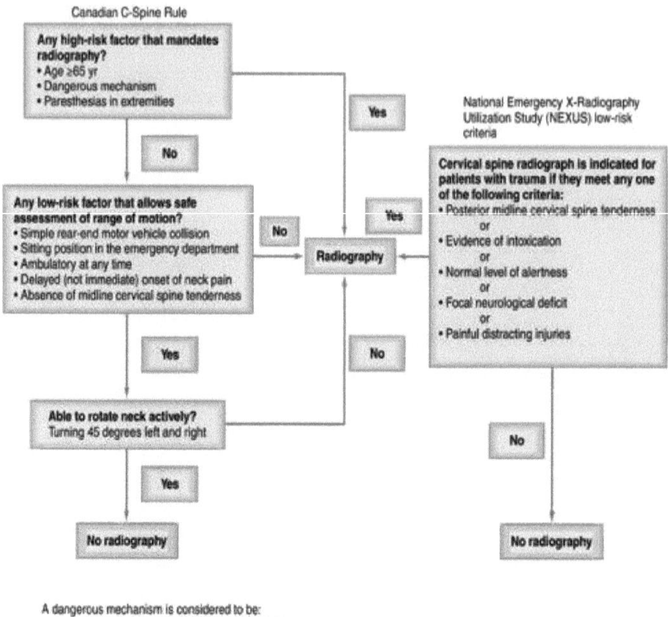

Figura 50. Critérios de baixo risco da Canadian C-Spine Rule (CCR) e do National Emergency X-Radiography Utilization Study (NEXUS). Ambos os algoritmos se referem a pacientes nos quais a lesão da coluna cervical é uma preocupação, como pacientes que sofrem trauma contuso, que estão alertas (pontuação de 15 na Escala de Coma de Glasgow) e hemodinamicamente estáveis. (De Stiell IG, Clement CM, McKnight RD, et al. The Canadian C-spine rule versus the NEXUS low-risk criteria in patients with trauma. N Engl J Med. 2003;349[26]:2510-2518; Grupo de estudo canadiano de TC da cabeça e coluna cervical (CCC). Canadian C-Spine

Rule study for alert and stable trauma patients: II. Objectivos e metodologia do estudo. CJEM. 2002;4[3]:185-193; Michaleff ZA,

Maher CG, Verhagen AP, et al. Accuracy of the Canadian C-spine rule and NEXUS to screen for clinically important cervical spine injury in patients following blunt trauma: a systematic review. CMAJ. 2012

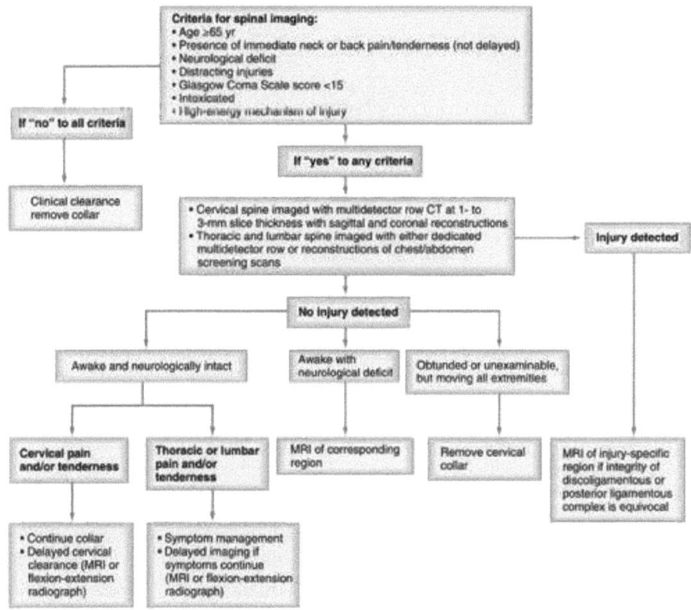

Figura 51. Algoritmo de avaliação sugerido para avaliar a instabilidade da coluna cervical e toracolombar após traumatismo contuso na população adulta. TC, tomografia computorizada; RM, ressonância magnética

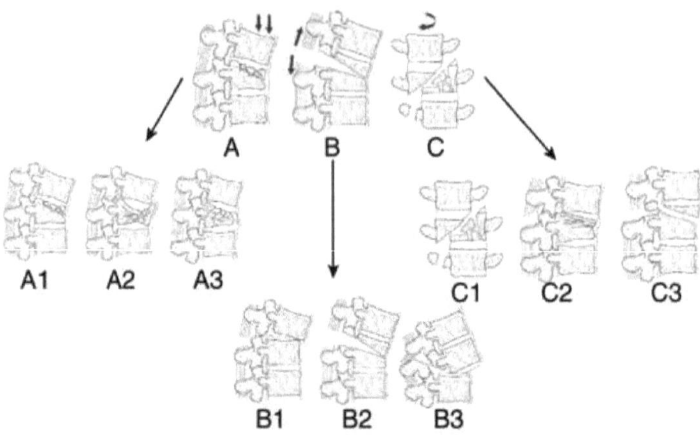

Figura 52. Classificação das fracturas da Arbeitsgemeinschaft für Osteosynthesefragen (AO) por tipo (A, B e C) e grupo. As lesões do tipo A são causadas por compressão axial (por exemplo, fracturas de compressão e de explosão). As lesões do tipo B são causadas por forças de flexão-distração ou hiperextensão e envolvem a rutura das colunas anterior e posterior. As lesões do tipo C resultam de forças de compressão ou flexão-distração combinadas com uma força de rotação horizontal (por exemplo, luxações de fracturas com um componente rotatório). Cada tipo é ainda subclassificado em três grandes grupos (1 a 3) de gravidade crescente. As setas vermelhas indicam a direção da força devido à lesão.

(De Smith HE, Anderson DG, Vaccaro AR, et al. Anatomia, biomecânica e classificação das lesões toracolombares. Semin Spine Surg. 2010

Capítulo 14

Avaliação e tratamento de fracturas e instabilidade de C2 (eixo) / Avaliação e tratamento de lesões da junção cervicotorácica / Avaliação e gestão de lesões atléticas da coluna cervical

Tabela 26: Listas de verificação de pontuação para a classificação e pontuação de gravidade da lesão subaxial e para a classificação e pontuação de gravidade da lesão toracolombar

Injury Parameter	Points
SUBAXIAL INJURY CLASSIFICATION AND SEVERITY SCORE	
Morphology	
No abnormality	0
Compression	1
Burst	2
Distraction (perched facet, hyperextension)	3
Rotation or translation (e.g., dislocated facet, teardrop fracture)	4
Discoligamentous Complex	
Intact	0
Indeterminate (isolated interspinous widening or MRI signal change)	1
Disrupted (widening of disk space, perched facet, or dislocated facet)	2
Neurological Status	
Intact	0
Root injury	1
Complete spinal cord injury (ASIA A)	2
Incomplete spinal cord injury (ASIA B or higher)	3
Neurological deficit in the setting of continued spinal cord compression	+1 (modifier)
THORACOLUMBAR INJURY CLASSIFICATION AND SEVERITY SCORE	
Morphology	
Compression fracture	1
Burst fracture (both anterior and posterior vertebral body failure)	2
Translation or rotation	3
Distraction (circumferential disruption of all spinal elements)	4
Posterior Ligamentous Complex	
Intact	0
Indeterminate (isolated interspinous widening or MRI signal change)	2
Disrupted (translation, interspinous widening, or disrupted PLC on MRI)	3
Neurological Status	
Intact	0
Nerve root compression	2
Spinal cord or conus medullaris injury	
Complete	2
Incomplete	3
Cauda equine syndrome	3

ASIA, American Spinal Injury Association International Standards for Neurological Classification of Spinal Cord Injury Impairment Scale grade; *MRI*, magnetic resonance imaging; *PLC*, posterior ligamentous complex.

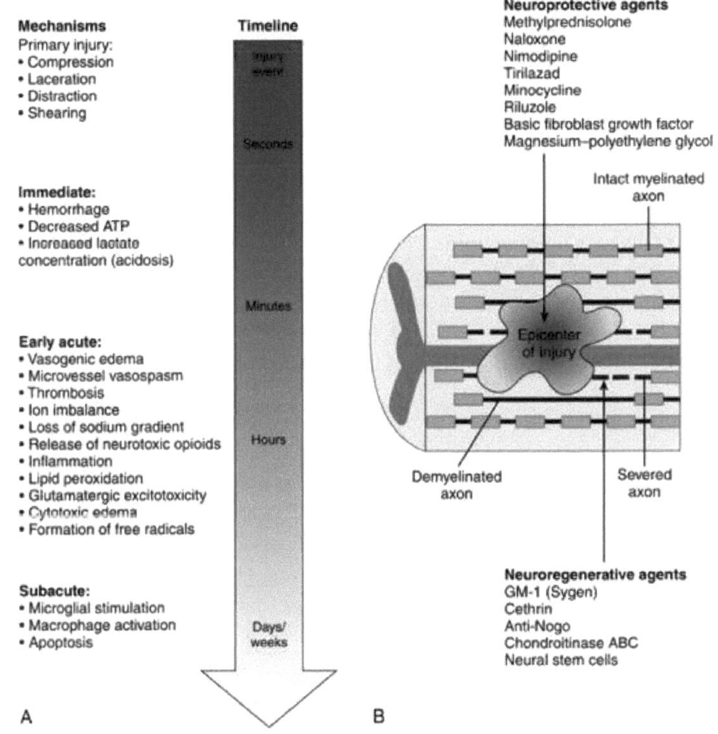

Figura 53: A) Mecanismos primários e secundários de lesão envolvidos na lesão aguda da medula espinal. (B) Secção longitudinal da medula espinal após a lesão; os agentes neuroprotectores subvertem lesões secundárias específicas e previnem o dano neural, e os agentes neuroregenerativos promovem o crescimento axonal. ATP, trifosfato de adenosina. (Usado com permissão de Wilson JR, Forgione N, Fehlings MG. Emerging therapies for acute traumatic spinal cord injury (Terapias emergentes para

lesão traumática aguda
da medula espinhal). CMAJ. 2013

Capítulo 15

Avaliação, classificação e tratamento de lesões da coluna toracolombar/Avaliação e tratamento de fracturas osteoporóticas (aumento de cimento)/Reabilitação de lesões agudas da espinal medula

Tabela 27. Classificação da função muscular e classificação sensorial

Grade	Description
MUSCLE FUNCTION GRADING	
0	Total paralysis
1	Palpable visible contraction
2	Active movement, full ROM with gravity eliminated
3	Active movement, full ROM against gravity
4	Active movement, full ROM against gravity and moderate resistance in a muscle-specific position
5	(Normal) active movement, full ROM against gravity and full resistance in a functional muscle position expected from an otherwise unimpaired person
5*	(Normal) active movement, full ROM against gravity and sufficient resistance to be considered normal if identified inhibiting factors (i.e., pain, disuse) were not present
NT	Not testable (i.e., immobilization, severe pain such that the patient cannot be graded, amputation of limb, or contracture of >50% of normal ROM)

Grade	Description
SENSORY GRADING	
0	Absent
1	Altered, either decreased/impaired sensation or hypersensitivity
2	Normal
NT	Not testable

ROM, Range of motion.
From Roberts TT, Leonard GR, Cepela DJ. Classifications in brief: American Spinal Injury Association (ASIA) Impairment Scale. Clin Orthop Relat Res. 2017;475:1499–1504.

Tabela 28. Sistema de pontuação para classificação de lesões subaxiais

Parameter	Description	Points
Morphology	No abnormality	0
	Compression	1
	Burst	2
	Distraction (e.g., facet perch, hyperextension)	3
	Rotation/translation (e.g., facet dislocation, unstable teardrop, or advanced staged flexion compression injury)	4
DLC	Intact	0
	Intermediate (e.g., isolated interspinous widening, MRI signal change only)	1
	Disrupted (e.g., widening of disk space, facet perch or dislocation)	2
Neurological status	Intact	0
	Root injury	1
	Complete injury	2
	Incomplete injury	3
	Continuous cord compression in setting of neurological deficit (Neuro Modifier)	+1

DLC, Discoligamentous complex; *MRI*, magnetic resonance imaging; *SLIC*, Subaxial Injury Classification.
Surgical versus nonsurgical treatment is determined by a threshold value of the SLIC score, as follows:
SLIC score 1–3: Nonoperative treatment may be rendered.
SLIC score ≥5: Operative treatment is recommended consisting of realignment, neurological decompression (if indicated), and stabilization.
From Vaccaro AR, Hulbert RJ, Patel AA, et al. The subaxial cervical spine injury classification system: a novel approach to recognize the importance of morphology, neurology, and integrity of the disco-ligamentous complex. Spine (Phila Pa 1976). 2007;32:2365–2374.

Tabela 29. Sistema de classificação e pontuação da gravidade das lesões toracolombares

Parameter	Description	Points
Morphology	Compression	1
	Burst	2
	Translational/rotational	3
	Distraction	4
PLC	Intact	0
	Suspected/indeterminate	2
	Injured	3
Neurological status	Intact	0
	Nerve root injury	2
	Complete injury (cord, conus medullaris)	2
	Incomplete injury (cord, conus medullaris)	3
	Cauda equina	3

PLC, Posterior ligamentous complex; *TLICS*, Thoracolumbar Injury Classification and Severity Score.
Surgical versus nonsurgical treatment is determined by a threshold value of the TLICS, as follows:
TLICS 1–3: Nonoperative treatment may be rendered.
TLICS ≥5: Operative treatment is recommended.
From Vaccaro AR, Lehman RA Jr, Hurlbert RJ, et al. A new classification of thoracolumbar injuries: the importance of injury morphology, the integrity of the posterior ligamentous complex, and neurologic status. Spine (Phila Pa 1976). 2005;30:2325–2333.

Tabela 30. Abordagem cirúrgica sugerida com base na classificação da lesão toracolombar e nos parâmetros do sistema de pontuação da gravidade

	PLC	
Neurological Status	**Intact**	**Disrupted**
Intact	Posterior approach	Posterior approach
Root injury	Posterior approach	Posterior approach
Incomplete SCI or cauda equina	Anterior approach	Combined approach
Complete SCI or cauda equina	Posterior (anterior)[a] approach	Posterior (combined)[a] approach

AIS, ASIA impairment scale; *PLC*, posterior ligamentous complex; *SCI*, spinal cord injury.
[a]Aggressive decompression in AIS grade A patients is practiced in many institutions to optimize any potential for neurological recovery, reconstruct the vertebral support column, restore cerebrospinal fluid flow to prevent syringomyelia, and allow for short-segment fixation.
From Vaccaro AR, Lehman RA Jr, Hurlbert RJ, et al. A new classification of thoracolumbar injuries: the importance of injury morphology, the integrity of the posterior ligamentous complex, and neurologic status. Spine (Phila Pa 1976). 2005;30:2325–2333.

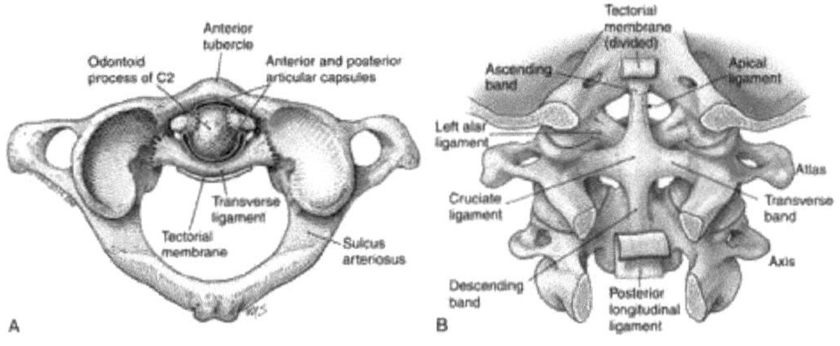

Figura 54. Anatomia ligamentar da região craniocervical. (A) Ilustração da vista axial superior de C1 até os ligamentos das fossas, de caudal para rostral:
membrana tectorial, ligamento transverso, cápsulas articulares e ligamentos das fossas e alar. (B) Ilustração da vista posterior do ligamento cruzado
(bandas transversal, ascendente e descendente), processo odontoide e ligamento apical (projectados em linhas descontínuas) e ligamentos alares;
os elementos posteriores são removidos e a membrana tectorial e o ligamento longitudinal posterior são dobrados. (Usado com permissão do Barrow
Instituto Neurológico Barrow, Phoenix, AZ).

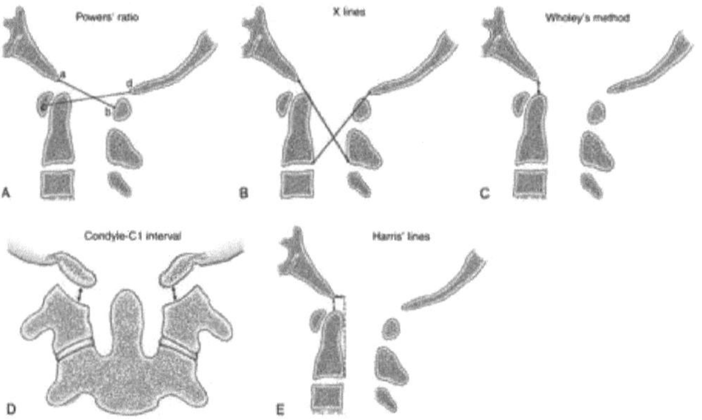

Figura 55. Critérios radiográficos para luxação occipitoatlantal mostrando as medidas radiográficas mais frequentemente utilizadas para um diagnóstico positivo. (A) Considera-se anormal um rácio de Powers superior a 1, ou seja, a distância entre o arco do atlas basio-posterior (a a b) dividida pela distância entre o arco do atlas opisthion-anterior (d a c).

(B) O método das linhas X define anormal como a não intersecção de uma linha desde o básio até à junção espinolaminar do eixo com C2, ou a não intersecção de uma linha desde o opisthion até ao canto inferior posterior do corpo do eixo com C1. (C) O método de Wholey considera anormal uma deslocação superior a 10 mm entre o básio e as covas. (D) O método do intervalo côndilo-C1 define uma anormalidade como a distância entre o côndilo occipital e C1 > 4 mm em crianças e > 2 mm em adultos, medida em imagens de TC coronal e parassagital. (E) As linhas de Harris são usadas para definir anormalidade como um deslocamento de mais de 12 mm posterior, ou menos de 4 mm anterior no intervalo entre o básio e o C2 posterior (intervalo entre o básio e o eixo [BAI]), ou um deslocamento de mais de 12 mm no intervalo entre o básio e a densidade (BDI). (Reproduzido com a permissão do Barrow Neurological Institute, Phoenix, AZ.)

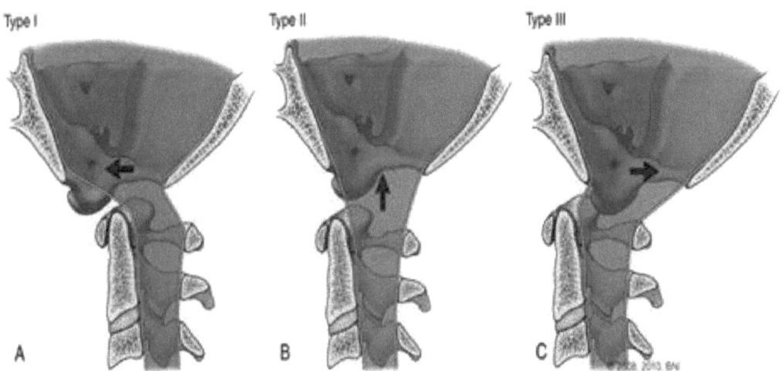

Figura 56. Ilustração mostrando a classificação de Traynelis da luxação occipitoatlantal. (A) O tipo I descreve um deslocamento anterior (seta) do occipital em relação ao atlas. (B) O tipo II é uma lesão por distração com deslocamento vertical (seta). (C) O tipo III envolve um deslocamento posterior

(seta) do occipital. (Reproduzido com permissão do Barrow Neurological Institute, Phoenix, AZ.)

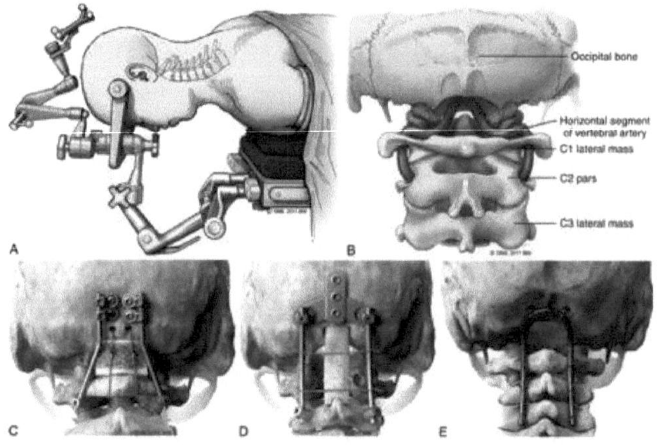

Figura 57. Opções de tratamento para a luxação occipitoatlantal. (A) Ilustração mostrando o paciente colocado na posição prona com a cabeça presa num sistema de suporte de cabeça Mayfield. A estrutura de referência para a navegação estereotáxica é fixada na pinça. (B) Anatomia óssea da região occipital-cervical relacionada com a artéria vertebral. (C) Os parafusos da quilha occipital são acoplados aos parafusos da massa lateral de C1, e o enxerto ósseo é ligado. (D) Os parafusos de quilha occipital com sistema de placas são acoplados aos parafusos de massa lateral de C2, o enxerto de costela é ligado e o arco posterior de C1 é removido. (E) Sistema de pinos de Steinmann com fiação sublaminar do occipital até C3. (Reproduzido com a permissão do Barrow Neurological Institute, Phoenix, AZ.)

Capítulo 16

Classificação da deformidade da coluna vertebral/Avaliação do alinhamento da coluna vertebral/Avaliação e tratamento da deformidade cervical/Avaliação e tratamento da escoliose idiopática do adolescente

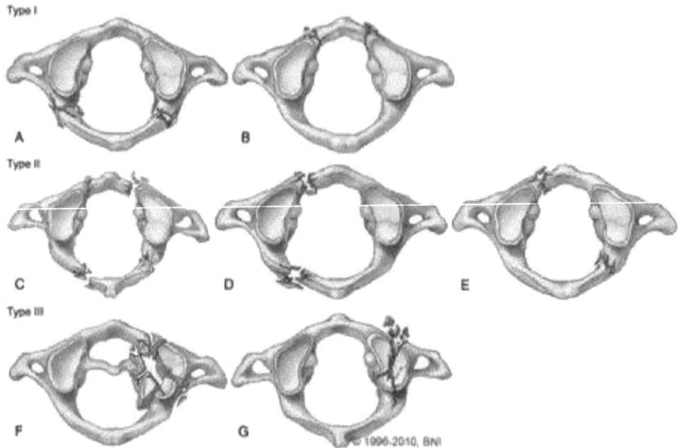

Figura 58. Ilustração mostrando o sistema de classificação de Landells e Van Peteghem100 para fraturas de Jefferson (atlas). (A-B) O tipo I é uma fratura confinada a um único arco que não atravessa o equador do atlas; cada arco pode estar envolvido. (C-E) O tipo II é uma fratura que envolve ambos os arcos e que atravessa o equador do atlas; podem estar presentes dois ou mais fragmentos. (F-G) O tipo III é uma linha de fratura lateral em massa que se estende apenas a um arco. (Reproduzido com a permissão do Barrow Neurological Institute, Phoenix, AZ.)

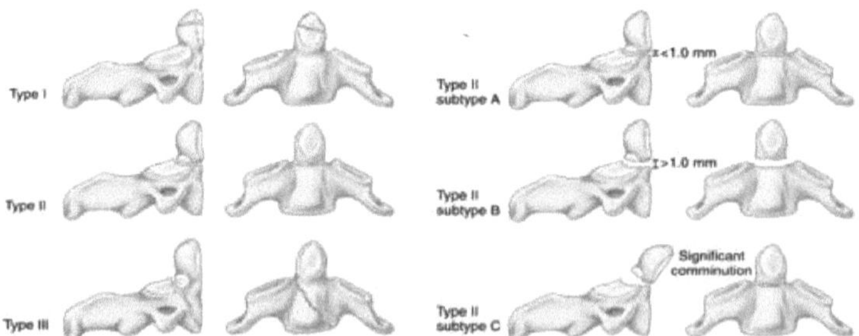

Figura 59. As fracturas do tipo I são fracturas da extremidade das covas e podem ser tratadas com um colar cervical. As fracturas do tipo II são fracturas da base da anca e o tratamento varia consoante a idade e a

distância da deslocação. Os doentes com fracturas com mais de 4 a 6 mm de deslocação e os doentes com mais de 55 anos têm menos probabilidades de sarar com imobilização externa e podem beneficiar de estabilização cirúrgica. As fracturas do tipo III estendem-se através das fossas e do corpo do eixo e podem ser tratadas com um colar cervical. A modificação de Grauer das fracturas do odontoide do tipo II inclui os subtipos A, B e C. O subtipo A do tipo II é uma fratura transversal sem cominuição e com menos de 1 mm de deslocamento. O subtipo B do tipo II é semelhante ao subtipo A, mas com mais de 1 mm de deslocamento. O subtipo C do tipo II é uma fratura com uma cominuição significativa. (Modificado de Brooks N, Resnick DK. Deformidades da junção craniovertebral. In: Benzel EC, editor. Spine Surgery. 3ª ed. Elsevier; 2012).

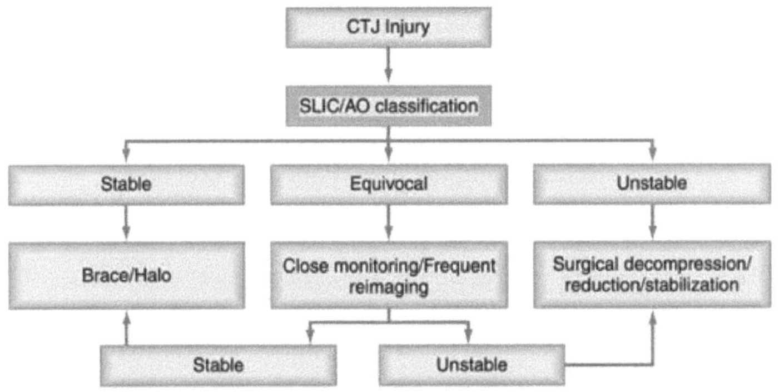

Figura 60. Algoritmo de tratamento para lesões da junção cervicotorácica. AO, AO Spine; CTJ, junção cervicotorácica; SLIC, Classificação das lesões da coluna cervical subaxial

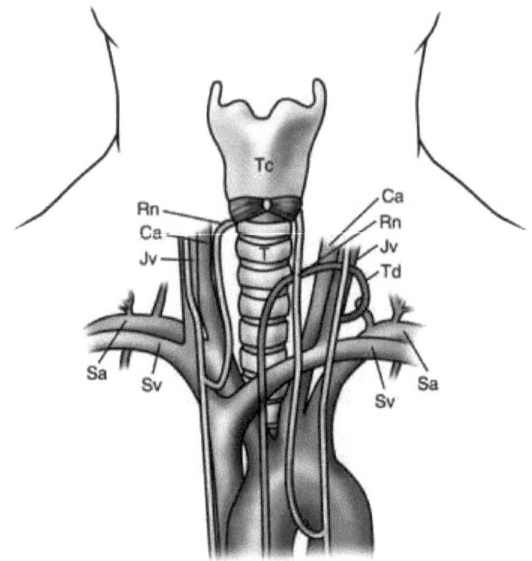

Figura 61. A anatomia visceral, neural e vascular da entrada torácica limita a exposição anterior da junção cervicotorácica. Ca, artéria carótida; Jv, veia jugular; Rn, nervo laríngeo recorrente; Sa, artéria subclávia; Sv, veia subclávia; T, traquéia; Tc, cartilagem tireoide; Td, ducto torácico. (Usado com permissão do Barrow Neurological Institute, Phoenix, AZ.)

Capítulo 17

Avaliação e tratamento da escoliose idiopática do adolescente Avaliação e tratamento da escoliose do adulto e da deformidade do plano sagital/Avaliação e tratamento da cifose juncional proximal

Tabela 31. Resumo dos tipos de lesões da espinal medula e dos achados radiográficos

Types of Cervical Spinal Cord Injuries	Clinical Findings	Radiographic Findings
Type I	Complete and incomplete spinal cord injuries	Radiographic findings consistent with neurological injury
Type II	Transient neurological symptoms	Radiographically normal
Type III	No neurological symptoms	Radiographic abnormalities such as unstable fracture and/or dislocation, stable spinal fracture (lamina, spinous process, and vertebral body), ligamentous injury, acute intervertebral disk herniation, and spear tackler's spine

Tabela 32. Sistema de classificação de Denis e sistema de classificação de partilha de carga

Classification System	Type	Description	Points
Load-sharing classification (<6 points may fare well with the posterior approach, ≥7 points are suggestive of an anterior approach for anterior column restoration)	Comminution	A: <30%	1
		B: 30%–60%	2
		C: >60%	3
	Fracture apposition	<2-mm displacement	1
		>2 mm and <50% surface area	2
		>2 mm and >50% surface area	3
	Sagittal deformity	<3 degrees	1
		4–9 degrees	2
		>10 degrees	3

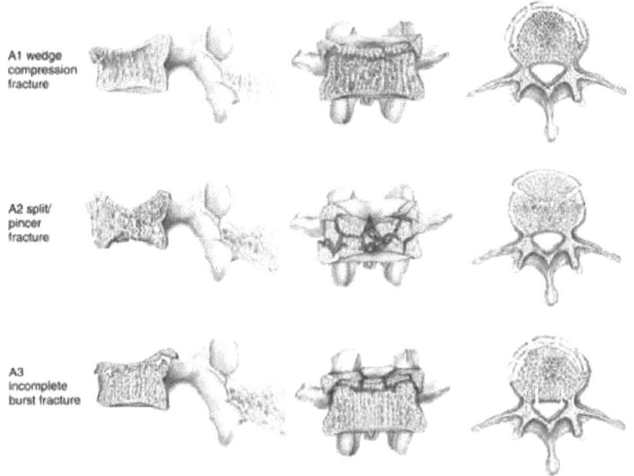

Figura 62. Classificação AO Spine para fracturas toracolombares.57 Na coluna vertebral osteoporótica, as fracturas do tipo A1 (compressão em cunha) são as mais comuns. A quantidade de perda de altura e de cifose é um aspeto importante a abordar. As fracturas do tipo A2 (tipo pinça, dividida) mostram um envolvimento de ambas as placas terminais e têm um risco mais elevado de colapso progressivo. As fracturas do tipo A3 (rutura incompleta) mostram um envolvimento da parede posterior sem uma fratura laminar na coluna vertebral osteoporótica. Se estiver a ocorrer uma perda progressiva de altura, o fragmento da parede posterior pode comprimir o canal espinal. É importante perceber que a aparência inicial de uma fratura pode mudar: uma simples fratura A1 pode evoluir para uma fratura A2 ou A3. (Cortesia da Dra. Alexandra Boszczyk).

Capítulo 18

Opções de enxertos ósseos, substitutos de enxertos e técnicas de colheita/Artoplastia cervical/instrumentação do occipital, C1 e C2/instrumentação cervical anterior/instrumentação subaxial posterior e cervicotorácica

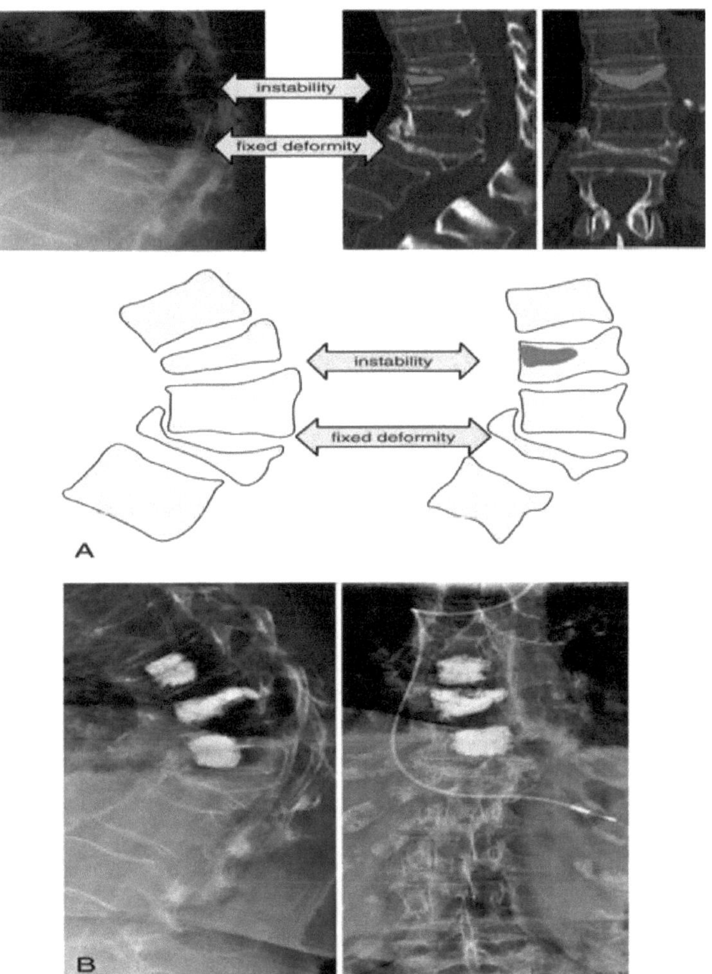

Figura 63. Exemplo de um caso que ilustra a instabilidade de uma vértebra fracturada. (A) Uma comparação entre um filme em pé e uma tomografia computorizada efectuada na posição supina revela um defeito no corpo vertebral de T11 (ponto laranja). Existe também uma deformidade cifótica fixa em T12-L1 causada por um colapso completo de L1. Os sintomas clínicos deste doente de 89 anos incluíam dor intensa

ao deitar-se ou ao sentar-se. (B) O tratamento consistiu em vertebroplastia com preenchimento da zona do defeito e aumento profilático das vértebras adjacentes. O preenchimento do defeito exigiu grandes volumes de cimento (8 ml neste caso) para proporcionar estabilidade e suporte suficientes.

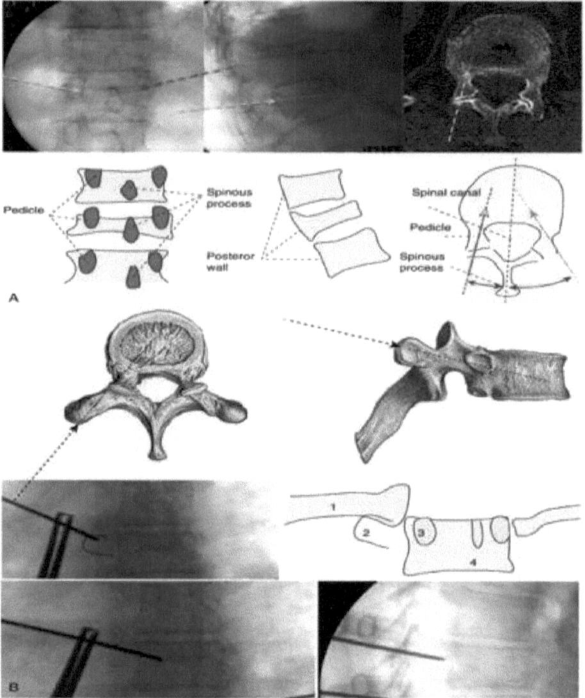

Figura 64. Colocação da cânula para vertebroplastia. (A) Princípio da colocação da cânula. Os pontos de referência anatómicos são o bordo medial do pedículo e a parede posterior (é irrelevante se se opta por uma abordagem transpedicular ou parapedicular). Em qualquer situação, a ponta do fio-guia ou da cânula não deve atravessar o bordo medial da parede do pedículo antes de atingir o nível da parede posterior (linhas vermelhas). O canto seguro é indicado pelos chevrons vermelhos.

Dependendo da escolha de uma abordagem unilateral ou bilateral, a convergência da cânula é adaptada (as linhas roxas imitam a trajetória para uma abordagem unilateral, e as linhas amarelas para uma abordagem bilateral). (B) Na coluna torácica, o ponto de partida para a inserção da cânula

é frequentemente escolhido na ponta do processo transverso, como demonstrado. Mais uma vez, quando a ponta do fio-guia ou da cânula atinge o bordo medial do pedículo, tem de estar ao nível da parede posterior. 1, costela; 2, processo transverso; 3, pedículo; 4, processo espinhoso.

Tabela 33. Imagiologia; SCIM, Medida de Independência da Medula Espinal; UEMS, pontuação motora do membro superior.Preditores de resultados na LME

COMPLETENESS OF SCI

ASIA Impairment Scale grade A (shows in <30% of cases a conversion to incomplete SCI)

ASIA Impairment Scale grades B/C (show in >70% a conversion with functional relevant recovery)

NEUROLOGICAL EXAMINATION

Upper limb motor scores: to predict arm/hand function

Lower limb motor scores: to relate to outcomes of walking

ISNCSCI scores: to predict independence and mobility

NEUROPHYSIOLOGIC EXAMINATION

SEP/MEP: to assess spinal cord integrity and reveal preexisting neural disorders

Prediction of upper/lower limb function

SPINAL CORD NEUROIMAGING

MRI: to reveal extent of edema versus hemorrhage

MRI: to evaluate spinal cord compression

Preservation of spinal cord tissue bridges

SOCIODEMOGRAPHIC FACTORS

Age <65 years: favorable functional recovery

ASIA, American Spinal Injury Association; *ISNCSCI*, International Standards for Neurological Classification of Spinal Cord Injury; *MEP*, motor evoked potential; *MRI*, magnetic resonance imaging; *SCI*, spinal cord injury; *SEP*, somatosensory evoked potential.

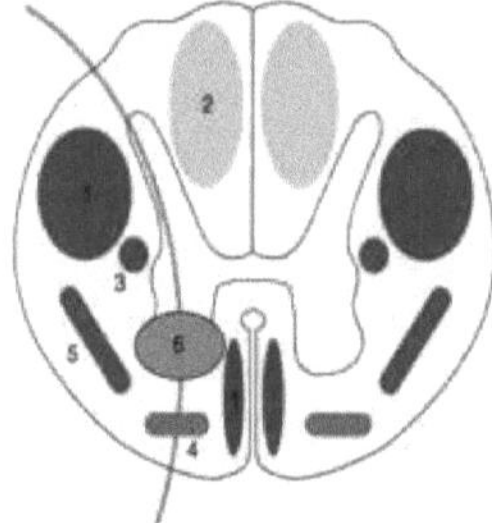

	Pathway/ system	Method	Readout	Acceptance	Clinical correlation
1	Corticospinal	MEP	Amp/lat	Routine	Central paresis
2	Dorsal column	SEP	Amp/lat	Routine	Proprioception
3	Sympathetic	GSR	Presence	Routine	Cardiovascular control
4	Spinothalamic	LEP (laser-heat)	Amp/lat	Investigational	Pain/temp perception
5	Vestibulospinal	GVS	Amp/lat	Investigational	Postural instability
6	Peripheral system	NCS/reflex/ EMG	Amp/NCV	Routine	Peripheral paresis

Figura 65. Técnicas neurofisiológicas para estudar a função de vias espinais específicas e do sistema nervoso periférico. O exame neurológico clínico pode ser complementado por registos electrofisiológicos para obter medidas quantificáveis do efeito da LM nas diferentes vias espinais. Amp, amplitude; EMG, eletromiografia;

GVS, estimulação vestibular galvânica; lat, latência; LEP, potencial evocado a laser; MEP, potencial evocado motor; NCS, estudo da condução nervosa; NCV, velocidade de condução nervosa; SEP, potencial evocado somatossensorial; GSR, resposta galvânica da pele. (De Dietz V, Curt A. Neurological aspects of spinal-cord repair: promises and challenges (Aspectos neurológicos da reparação da espinal medula: promessas e desafios). Lancet Neurol. 2006

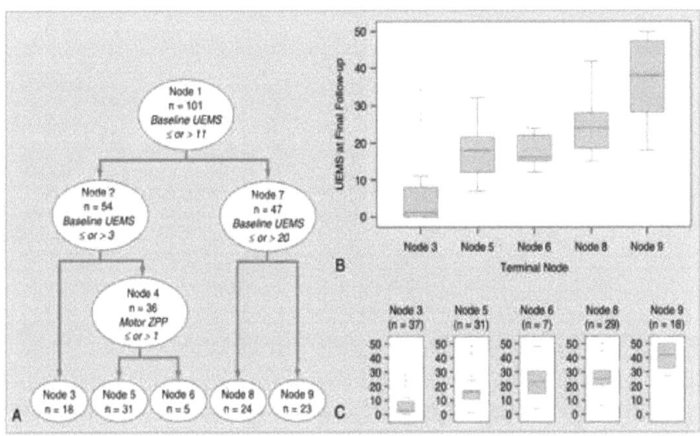

Figura 66. (A) Aplicação do modelo de regressão de partição recursiva não enviesada com árvores de inferência condicional para estratificação de doentes. UEMS, pontuação motora da extremidade superior; ZPP, zona de preservação parcial. (B e C) Distribuições de UEMS entre nós terminais no seguimento final numa coorte de validação externa por Evaniew e colegas88 (B) e no relatório original de Tanadini e colegas87 (C).

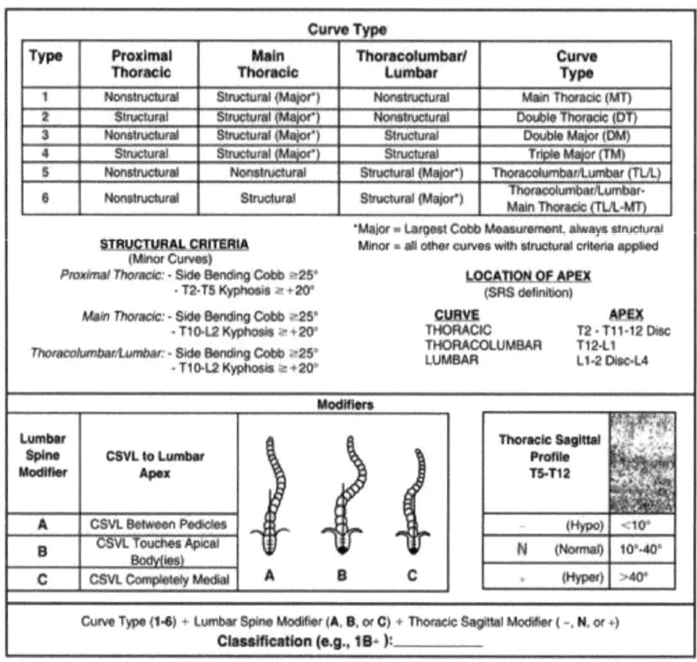
Curve Type

Type	Proximal Thoracic	Main Thoracic	Thoracolumbar/ Lumbar	Curve Type
1	Nonstructural	Structural (Major*)	Nonstructural	Main Thoracic (MT)
2	Structural	Structural (Major*)	Nonstructural	Double Thoracic (DT)
3	Nonstructural	Structural (Major*)	Structural	Double Major (DM)
4	Structural	Structural (Major*)	Structural	Triple Major (TM)
5	Nonstructural	Nonstructural	Structural (Major*)	Thoracolumbar/Lumbar (TL/L)
6	Nonstructural	Structural	Structural (Major*)	Thoracolumbar/Lumbar- Main Thoracic (TL/L-MT)

*Major = Largest Cobb Measurement, always structural
Minor = all other curves with structural criteria applied

STRUCTURAL CRITERIA
(Minor Curves)
Proximal Thoracic: - Side Bending Cobb ≥25°
- T2-T5 Kyphosis ≥ +20°

Main Thoracic: - Side Bending Cobb ≥25°
- T10-L2 Kyphosis ≥ +20°

Thoracolumbar/Lumbar: - Side Bending Cobb ≥25°
- T10-L2 Kyphosis ≥ +20°

LOCATION OF APEX
(SRS definition)

CURVE	APEX
THORACIC	T2 - T11-12 Disc
THORACOLUMBAR	T12-L1
LUMBAR	L1-2 Disc-L4

Modifiers

Lumbar Spine Modifier	CSVL to Lumbar Apex
A	CSVL Between Pedicles
B	CSVL Touches Apical Body(ies)
C	CSVL Completely Medial

Thoracic Sagittal Profile T5-T12		
-	(Hypo)	<10°
N	(Normal)	10°-40°
+	(Hyper)	>40°

Curve Type (1-6) + Lumbar Spine Modifier (A, B, or C) + Thoracic Sagittal Modifier (-, N, or +)
Classification (e.g., 1B+):__________

Figura 67. A classificação de Lenke da escoliose idiopática do adolescente. CSVL, Central sacral vertical line; SRS, Scoliosis Research Society. (De Lenke LG, Betz RR, Harms J, et al. Adolescent idiopathic scoliosis: a new classification to determine extent of spinal arthrodesis. J Bone Joint Surg Am. 2001

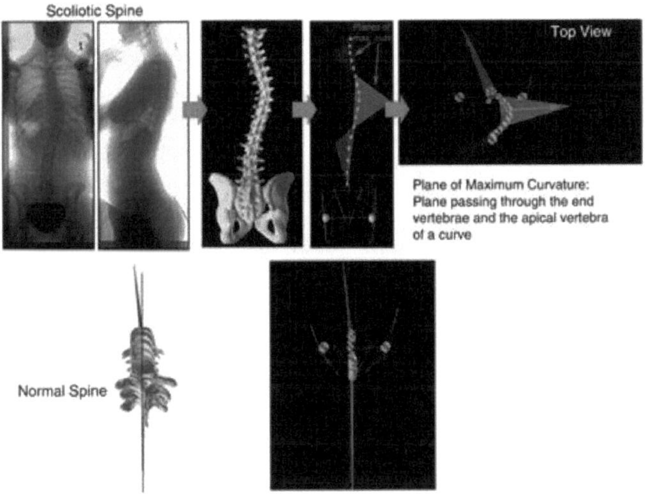

Figura 68. Exemplo de representação tridimensional da curvatura da escoliose idiopática do adolescente. (De Labelle H, Aubin C-E, Jackson R, Lenke L, Newton P, Parent S. Seeing the spine in 3D: how will it change what we do? J Pediatr Orthop. 2011;31.)

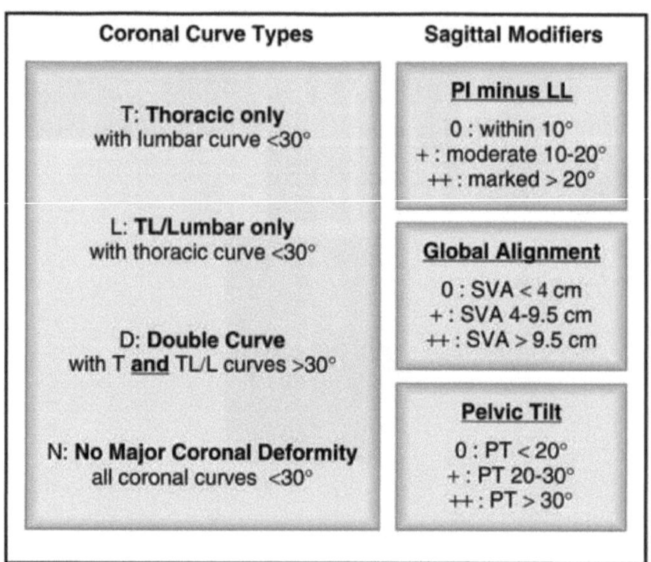

Figura 69. Sociedade de Pesquisa em Escoliose - Classificação de Schwab da deformidade da coluna vertebral em adultos. LL, lordose lombar; PI, incidência pélvica; PT, inclinação pélvica; SVA, eixo vertical sagital; TL, toracolombar. (De Schwab F, Ungar B, Blondel B, et al. Scoliosis Research Society-Schwab adult spinal deformity classification: a validation study. Spine (Phila Pa 1976). 2012

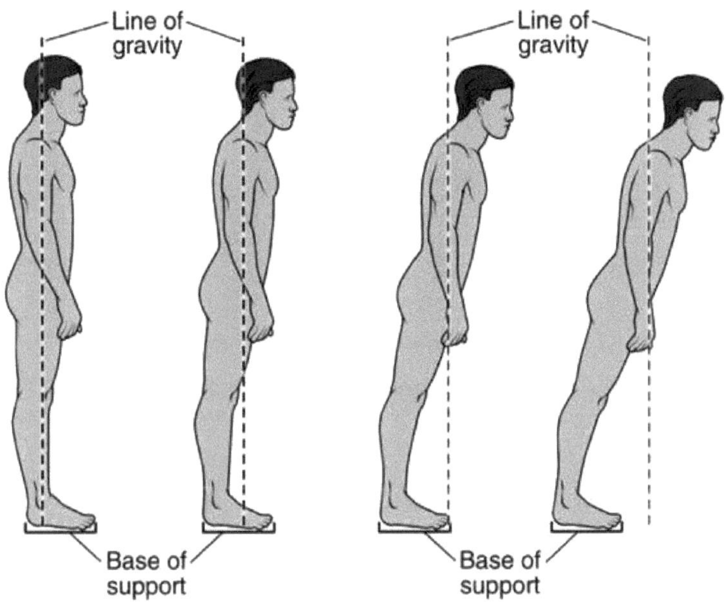

Figura 70. Evolução da linha de gravidade em relação aos pés com posição anterior progressiva. Quando a linha de gravidade se situa fora da base de apoio, a posição livre torna-se impossível.

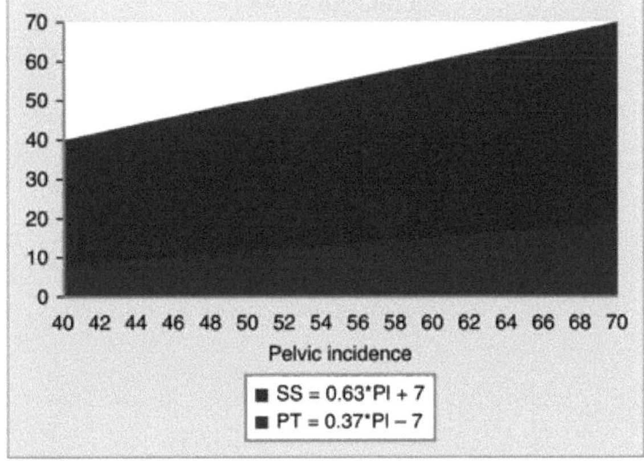

Figura 71. Evolução da inclinação pélvica (PT) e da inclinação sacral (SS) em todo o espetro da incidência pélvica (PT). À medida que a PI aumenta, a SS aumenta relativamente mais em comparação com a PT.

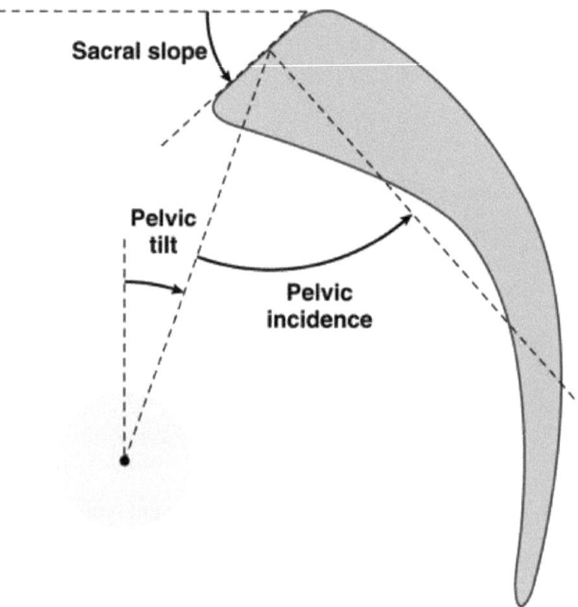

Figura 72. Parâmetros pélvicos: incidência pélvica, inclinação pélvica e inclinação sacral.

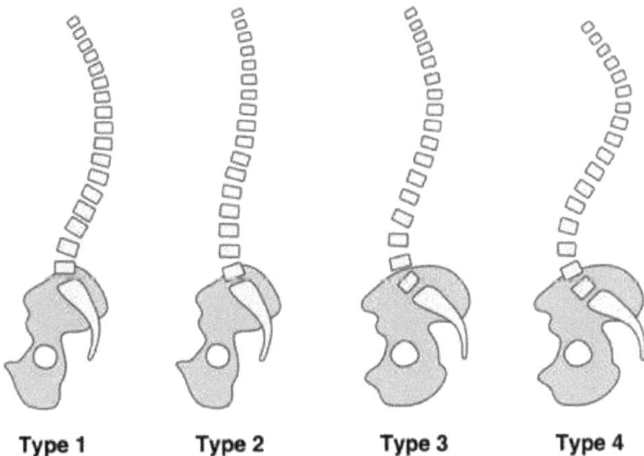

Figura 73. Sistema de classificação para o alinhamento sagital por Roussouly et al. (De Roussouly P, Gollogly S, Berthonnaud E, Dimnet J. Classification of the normal variation in the sagittal alignment of the human lumbar spine and pelvis in the standing position. Spine [Phila Pa 1976]. 2005

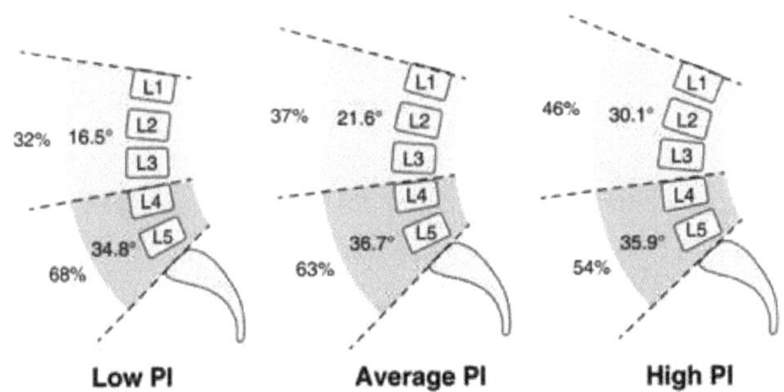

Figura 74. Lordose segmentar entre valores baixos, médios e altos de incidência pélvica (IP). Com o aumento da IP, o valor da lordose proximal aumenta. (De Pesenti S, Lafage R, Stein D, et al. A quantidade

de lordose lombar proximal está relacionada com a incidência pélvica. Clin Orthop Relat Res.

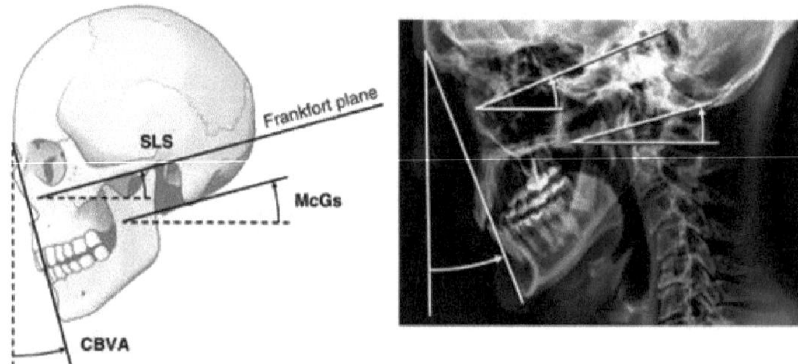

Figura 75. Parâmetros cranianos que quantificam a aquisição do olhar horizontal: ângulo vertical queixo-superfície (CBVA), inclinação da linha de McGregor (McGS) e inclinação da linha de visão (SLS)

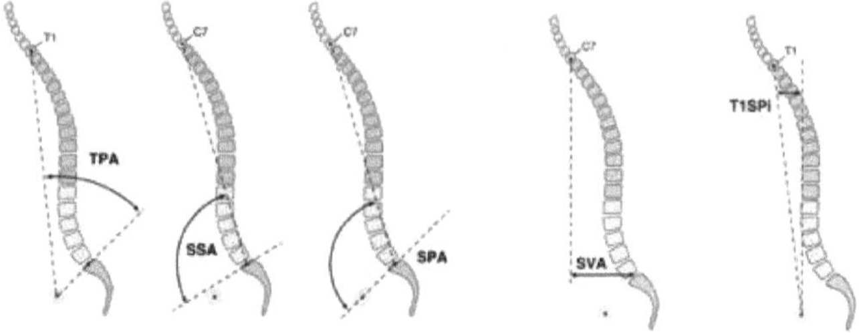

Figura 76. Representação esquemática dos três principais parâmetros de deformidade global: Ângulo T1-pélvico (TPA), ângulo espino-sacral (SSA) e ângulo espino-pélvico (SPA).Representação esquemática dos dois parâmetros de inclinação global. parâmetros: eixo vertical sagital (SVA) e inclinação T1 espino-pélvica (T1SPi).

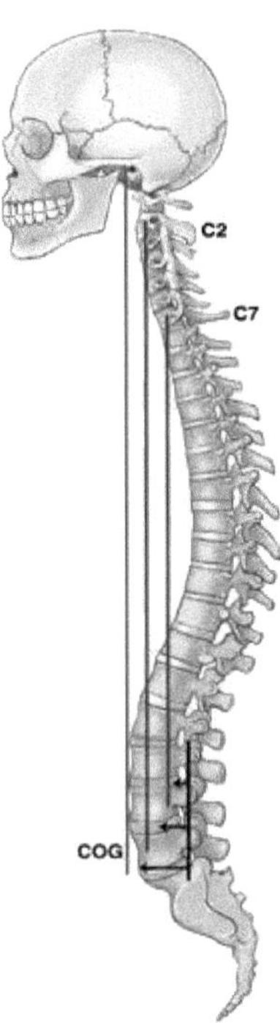

Figura 77. Este diagrama ilustra o centro de gravidade (COG) e o eixo vertical sagital de C2 e C7. Para cada medição respectiva, um fio de prumo é largado a partir do meato auditivo externo anterior (linha verde) ou do centro do corpo vertebral de C2 (linha vermelha) ou C7 (linha azul). O intervalo horizontal de cada linha de prumo até a placa terminal póstero-superior da vértebra S1 é então medido. Esta é uma medida do alinhamento vertical sagital global.

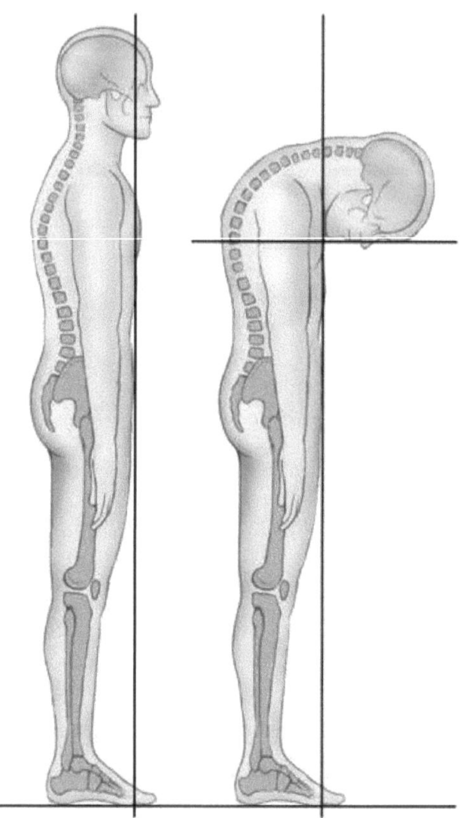

Figura 78. Medição do ângulo vertical queixo-superfície. É traçada uma linha que liga os aspectos anteriores da sobrancelha e do queixo. O ângulo é comparado com uma linha vertical. Este ângulo é tipicamente medido na posição de pé, com o doente a tentar endireitar os joelhos, a pélvis e a coluna lombar para ajustar a compensação nestas áreas. Neste exemplo, o ângulo é de 90 graus.

Tabela 34. Perguntas específicas relacionadas com a escoliose durante a entrevista com o paciente

- Who discovered the deformity or body asymmetry and when it was first observed
- Noticeable or rapid change in the deformity or body asymmetry
- Presence, location, and pattern of pain or discomfort (i.e., with activities, at rest, at night)
- Pulmonary symptoms (particularly in patients with severe curves)
- Family history of severe scoliosis or scoliosis requiring surgical treatment
- Onset of menses for female patients (peak height velocity typically occurs within 6 months premenarche and completion of spinal growth occurs approximately 2 years postmenarche)
- Onset of rapid height growth (i.e., growth spurt)
- Neurological symptoms such as numbness, weakness, changes in bowel/bladder function, difficulties with vision or hearing, and severe headaches

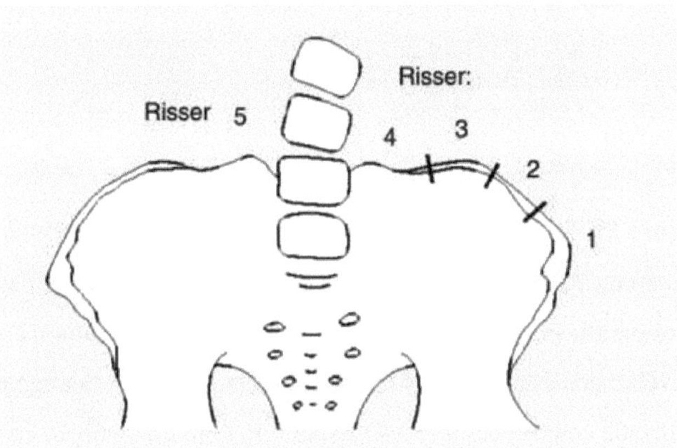

Figura 79. Ilustração dos estágios de Risser da maturidade esquelética. Os estágios de Risser de 0 a 5 observam a progressão da ossificação da apófise ilíaca. Estádio 0, sem ossificação; estádios 1-4, divididos em quartos, com 25% de progressão da ossificação para cada estádio;

estádio 5, apófise completamente ossificada funde-se com a asa do ilíaco. (De Altaf F, Gibson A, Dannawi Z, Noordeen H. Adolescent idiopathic scoliosis. BMJ. 2013

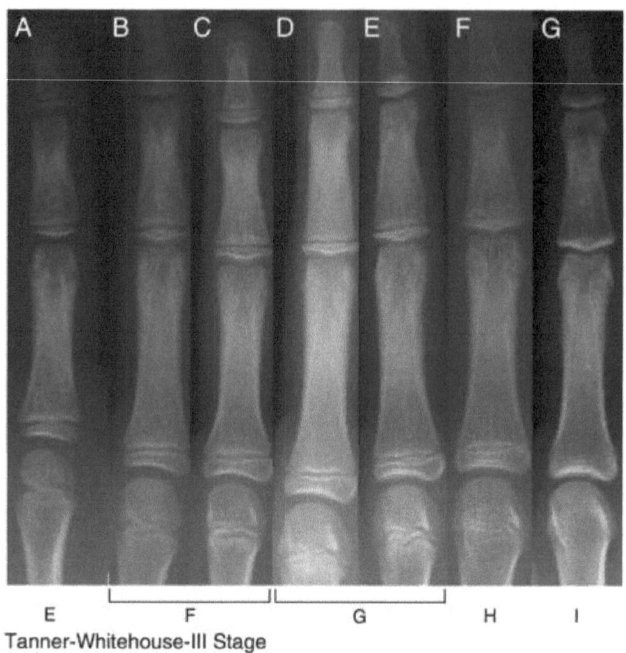

Figura 80. Radiografias representando os estágios progressivos da maturação digital usando o sistema Tanner-Whitehouse. Estas radiografias ilustram as alterações à medida que a maturação se desenvolve dos estádios E a I de Tanner-Whitehouse. A falange média é utilizada como ilustração. A) Estádio E, com uma porção central espessada, mas com a epífise não tão larga como a metáfise. (B e C) Estágio F, com a epífise agora tão larga quanto a metáfise, mas sem que a epífise cubra a metáfise. (D e E) Estádio G, em que a epífise tem uma pequena "capa" à volta da metáfise. (F) Estágio H, com o início da fusão. (G) Estágio I, com fusão. A fase de aceleração da curva (CAP 0) ocorre

quando a maior parte da epífise se torna no estádio G, como se mostra em D e E. (De Sanders JO, Browne RH, McConnell SJ, et al. Maturity assessment and curve progression in girls with idiopathic scoliosis. J Bone Joint Surg Am. 2007

Tabela 35. Indicações para a imagiologia por ressonância magnética

- Unusual clinical symptoms (weakness, sensory deficits, radiculopathy, persistent back pain, severe headaches)
- Abnormalities on physical examination
- Male patient with severe curve
- Onset occurred at less than 10 years old
- Kyphosis at the apex (i.e., absence of apical segment lordosis)
- Rapid curve progression
- Atypical curve pattern (thoracic curve with apex toward the left, short segment curve with sharp angulation)

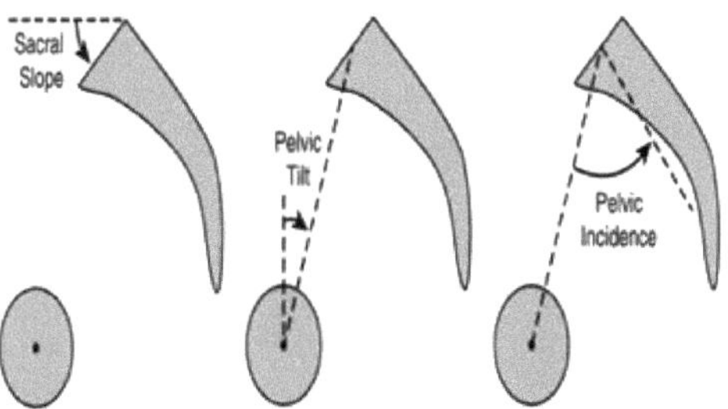

Figura 81. Parâmetros pélvicos críticos para a deformidade da coluna vertebral no adulto. A inclinação sacral (SS) é o ângulo subtendido pela horizontal e a placa terminal sacral. A inclinação pélvica (PT) é o ângulo subtendido pela vertical e uma linha que passa pelo ponto médio da

placa terminal sacral até ao eixo bifemoral (a retroversão pélvica compensatória é representada como um aumento da PT). A incidência pélvica (IP) é o ângulo subtendido por uma linha perpendicular à placa terminal sacral e uma linha que liga este ponto ao eixo bifemoral. PI = PT + SS. (De Lafage V, Schwab F, Patel A, Hawkinson N, Farcy JP. Inclinação pélvica e inclinação truncal
: dois parâmetros radiográficos fundamentais no contexto de adultos com deformidade da coluna vertebral. Spine (Phila Pa 1976). 2009;34[17]:E599–606.)

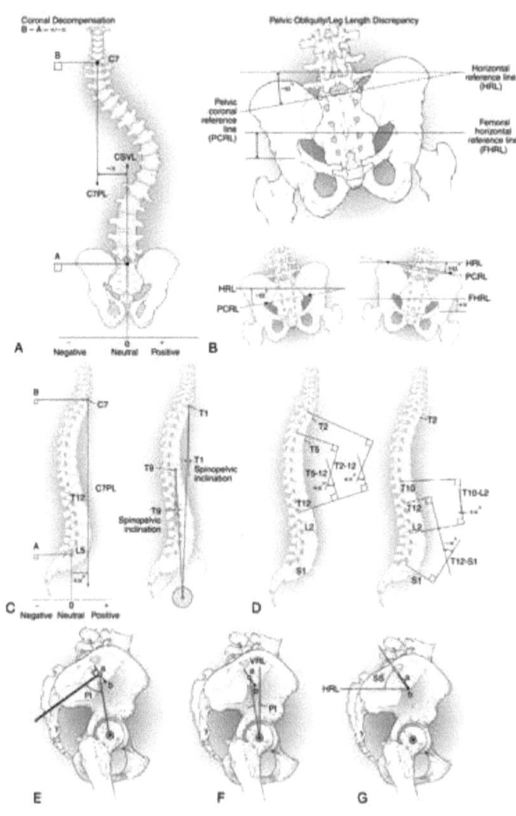

Figura 82. Medidas normalmente utilizadas para quantificar a deformidade da coluna vertebral em adultos e a deformidade da coluna vertebral. (A) A distância entre o fio de prumo de C7 (C7PL) e a linha vertical sacral central (CSVL) define a quantidade de descompensação do plano coronal em centímetros (indicada como -x). (B) Medidas da obliquidade pélvica. (C) (Esquerda) O eixo vertical sagital é medido como a distância entre o canto póstero-superior do sacro e um fio de prumo vertical largado a partir do centro do corpo vertebral de C7, aqui indicado como +x. (Direita) A inclinação espinopélvica é o ângulo formado por uma linha

que liga as cabeças femorais ao centro do corpo vertebral T1 ou T9, juntamente com a sua linha de prumo vertical. (D) Métodos de medição do alinhamento regional.

(Esquerda) A cifose torácica (TK) é tipicamente medida de T5 a T12 porque a placa terminal de T2 é frequentemente difícil de visualizar; a TK também pode ser medida

de T10 a L2. (Direita) O alinhamento toracolombar pode ser medido de T10 a L2, e a lordose lombar pode ser medida de T12 a S1. (E)

A incidência pélvica (IP) é o ângulo formado pelas linhas que ligam o centro do eixo bicoxofemoral à linha perpendicular que passa pelo ponto médio da placa terminal sacral. (F) A inclinação pélvica é o ângulo formado pela linha que passa verticalmente pelo centro do eixo bicoxofemoral (

linha vertical

de referência [VRL]) e a linha que liga o ponto médio da placa terminal sacral superior ao eixo bicoxofemoral. (G) A inclinação sacral (SS) é o ângulo

formado por uma linha traçada paralelamente à placa terminal sacral e uma linha de referência horizontal (HRL). x°, ângulo (positivo ou negativo). (Imagens utilizadas com a autorização de K. X. Probst/Xavier Studio, 2012).

Capítulo 19

Posterior Thoracic and Lumbar Instrumentation, Spinal Osteotomies/Minimally Invasive Spine Surgery for Adult Spinal Deformity: Princípios e aplicações

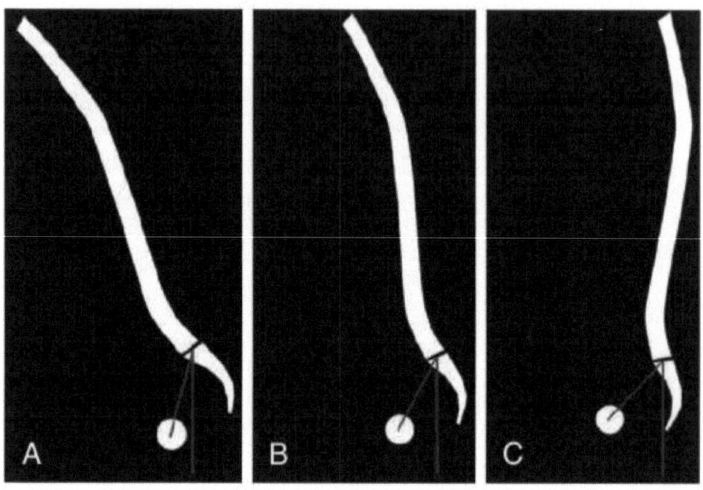

Figura 83. Diagramas que mostram como um aumento da inclinação pélvica (PT) através da retroversão pélvica contribui para a restauração do eixo sagital da coluna vertebral. (A) Eixo vertical sagital (SVA) alto e PT baixo. (B) Compensação parcial do AVE com PT moderado. (C) Compensação total do AVS com PT elevado. (De Ames CP, Smith JS, Scheer JK, et al. Impacto do alinhamento espinopélvico na tomada de decisões em cirurgia de deformidade em adultos: uma revisão. J Neurosurg Spine. 2012;16:547-564.)

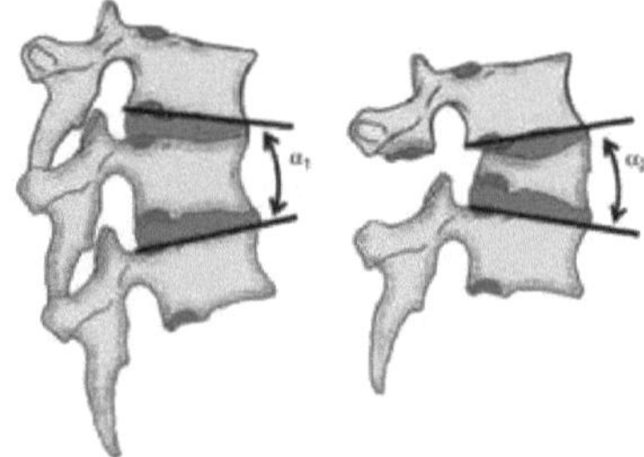

Figura 84. Medição do grau de ressecção necessário na osteotomia de subtração do pedículo (PSO) (ângulo PSO), definido como α1 - α2. (De

Smith JS, Bess S, Shaffrey CI, et al. Dynamic changes of the pelvis and spine are key to predicting postoperative sagittal alignment after pedicle subtraction osteotomy: a critical analysis of preoperative planning techniques. Spine [Phila Pa 1976]. 2012;37:845-853.)

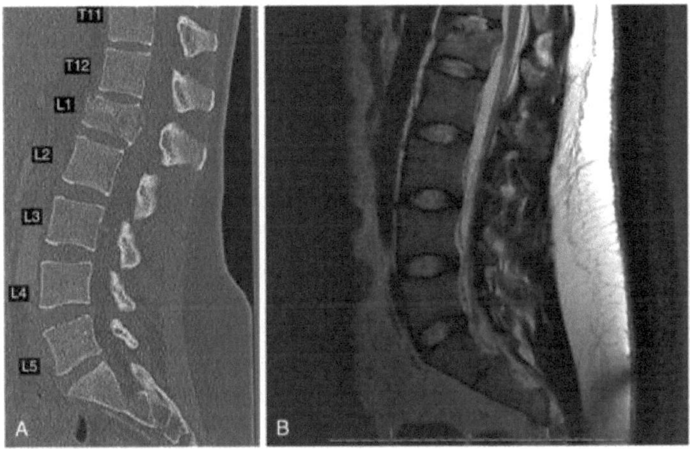

Figura 85. A .TAC demonstrando uma lesão de flexão-distração de L1. (B) Imagem de RM ponderada em T2. A RM é crucial para identificar a rutura dos ligamentos posteriores e o nível do cone e para determinar a permeabilidade do canal espinal.

Tabela 36. Sistema de classificação de Denis

Classification System	Type	Description
Denis classification (burst fractures)	A	No end plate fracture
	B	Superior end plate fracture
	C	Inferior end plate fracture
	D	Superior and inferior end plate fractures

Tabela 37. Sistema de classificação da partilha de carga

Classification System	Type	Description	Points
Load-sharing classification (<6 points may fare well with the posterior approach, ≥7 points are suggestive of an anterior approach for anterior column restoration)	Comminution	A: <30%	1
		B: 30%–60%	2
		C: >60%	3
	Fracture apposition	<2-mm displacement	1
		>2 mm and <50% surface area	2
		>2 mm and >50% surface area	3
	Sagittal deformity	<3 degrees	1
		4–9 degrees	2
		>10 degrees	3

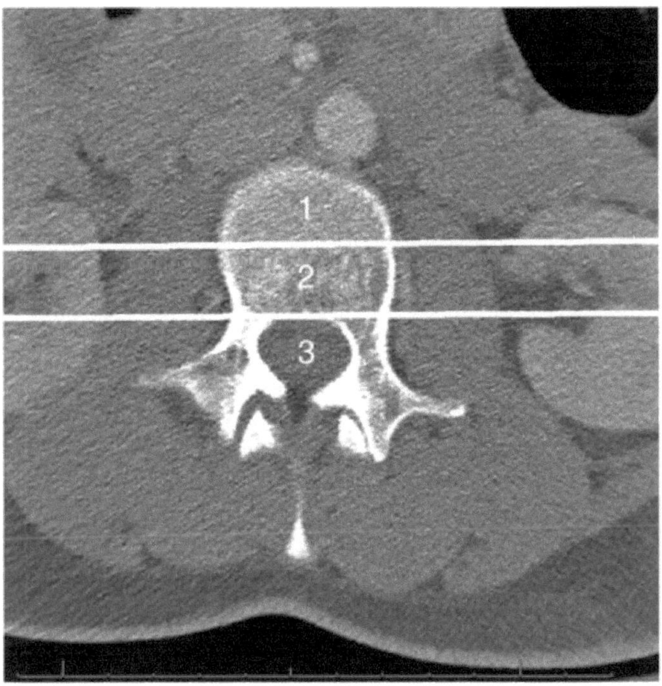

Figura 86. Classificação de Denis. Tomografia axial computadorizada do segmento L2 da coluna lombar. O sistema de classificação de Denis separa a coluna vertebral em três colunas: A zona 1, a coluna anterior, inclui a primeira metade da coluna vertebral e o ligamento longitudinal anterior; a zona 2 inclui a metade dorsal do corpo vertebral e o ligamento longitudinal posterior; e a zona 3 inclui o complexo ligamentar posterior, as facetas e os pedículos.

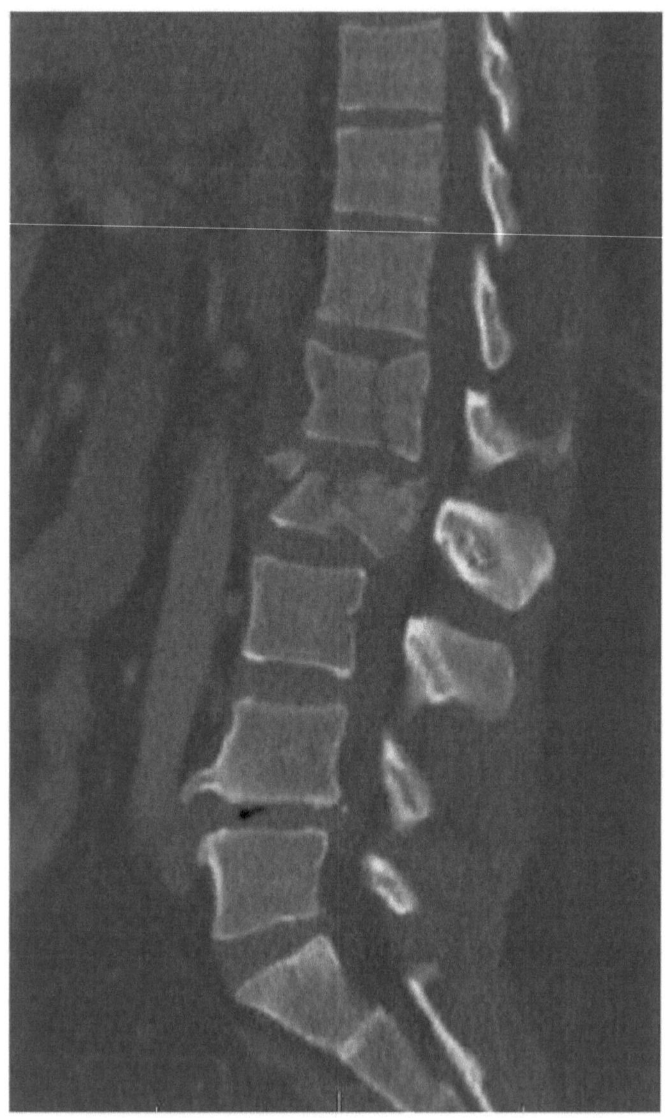

Figura 87. Fratura de explosão toracolombar. Tomografia computadorizada sagital demonstrando uma fratura em explosão de L2 com retropulsão do corpo vertebral e grave comprometimento do canal

vertebral. São observadas várias fracturas adicionais, incluindo uma fratura de compressão rostral causada pela alta velocidade da lesão e pelo vetor de força resultante (carga axial, de uma queda de um edifício de três andares).

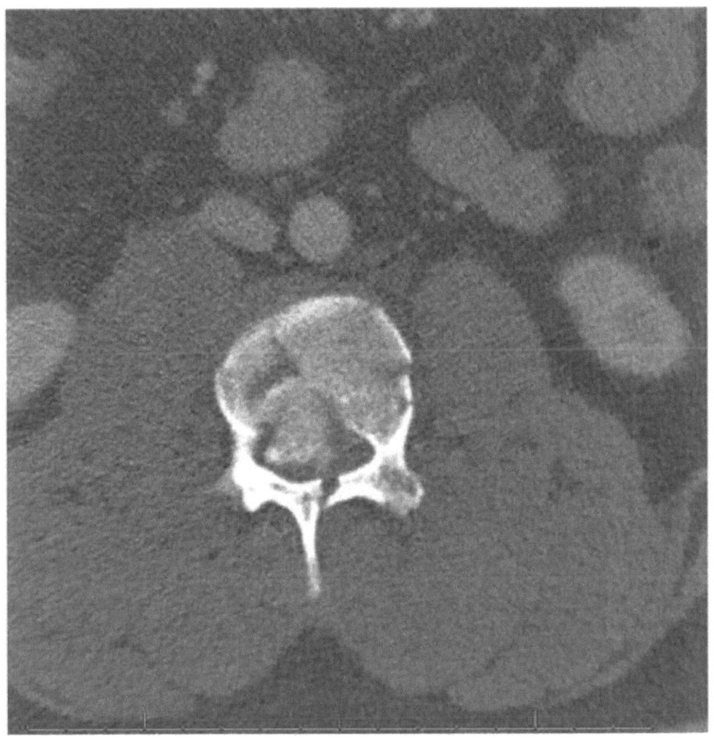

Figura 88. Fratura de explosão toracolombar. A TAC axial correlativa demonstra um compromisso grave do canal resultante da retropulsão do corpo vertebral de L2

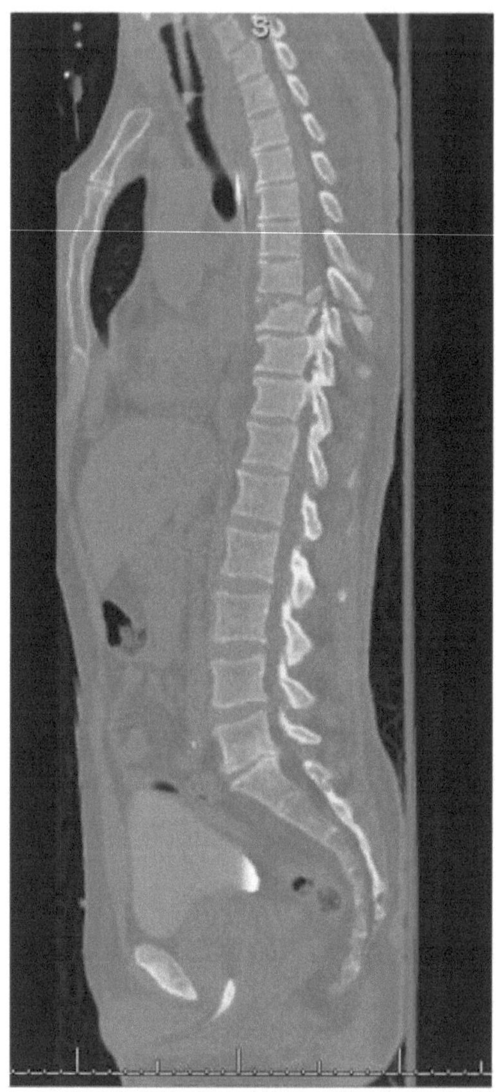

Figura 89. Lesão de rutura da banda de tensão AOSpine tipo B. A tomografia computadorizada sagital mostra essa lesão em um paciente masculino de 60 anos de idade após uma colisão de veículo motorizado em alta velocidade.

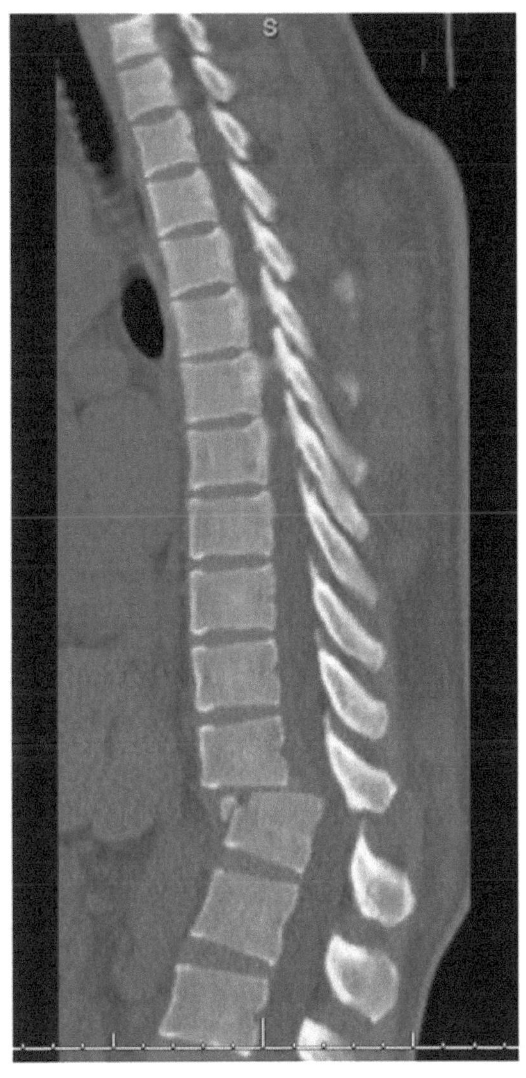

Figura 90. Lesão de deslocamento-translação do tipo C demonstrada na TC

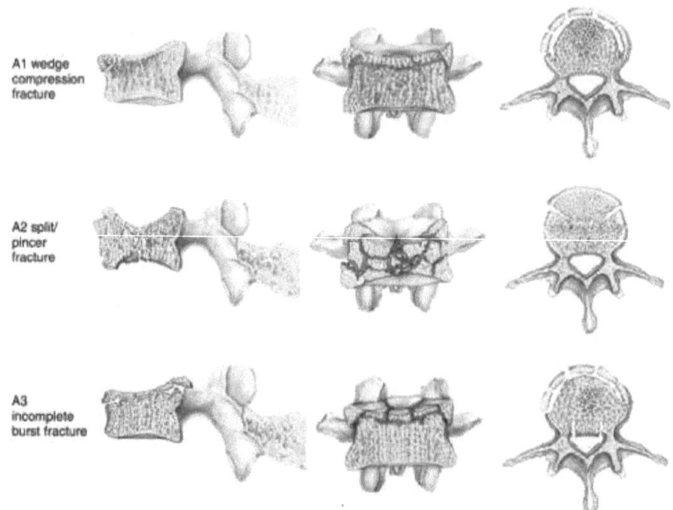

Figura 91. Classificação AO Spine para fracturas toracolombares.57 Na coluna vertebral osteoporótica, as fracturas do tipo A1 (compressão em cunha) são as mais comuns. A quantidade de perda de altura e de cifose é um aspeto importante a abordar. As fracturas do tipo A2 (tipo pinça, dividida) mostram um envolvimento de ambas as placas terminais e têm um risco mais elevado de colapso progressivo. As fracturas do tipo A3 (rutura incompleta) mostram um envolvimento da parede posterior sem uma fratura laminar na coluna vertebral osteoporótica. Se estiver a ocorrer uma perda progressiva de altura, o fragmento da parede posterior pode comprimir o canal espinal. É importante perceber que a aparência inicial de uma fratura pode mudar: uma simples fratura A1 pode evoluir para uma fratura A2 ou A3. (Cortesia da Dra. Alexandra Boszczyk).

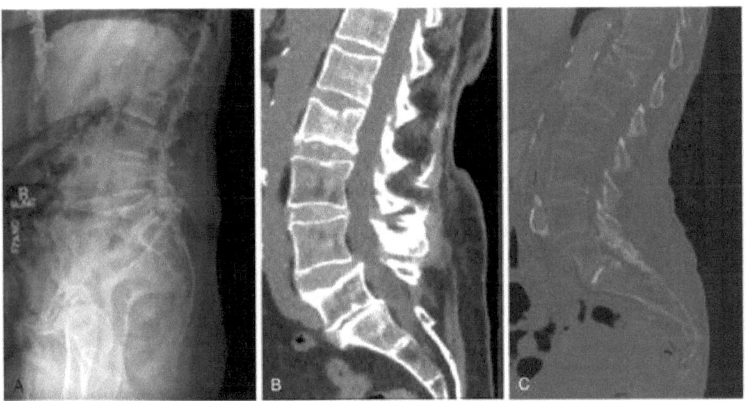

Figura 92. Imagiologia para avaliação de fracturas. (A) Radiografia em posição lateral mostrando uma ligeira perda de altura do corpo vertebral de L5. (B) Tomografia computadorizada (TC) mostrando fratura vertebral e perda de altura do corpo vertebral de L5. (C) Tomografia computadorizada mostrando fraturas anteriores dos corpos vertebrais de T12 e L3.

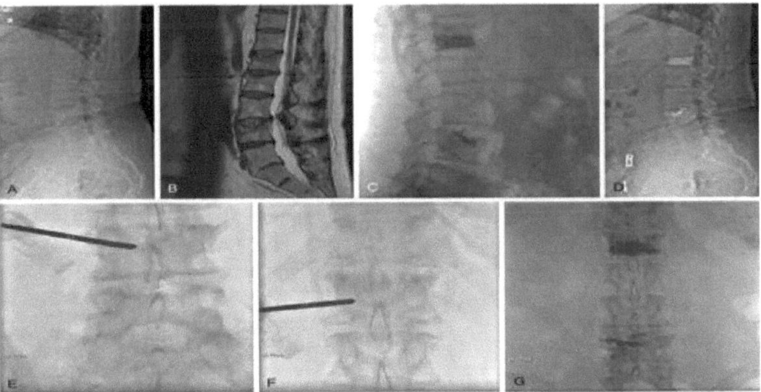

Figura 93. Exemplo de caso ilustrativo de um colapso vertebral progressivo. Uma mulher de 76 anos é admitida devido a uma dor lombar aguda grave. (A) A radiografia efectuada no serviço de urgência revela uma fratura de compressão moderada do corpo vertebral de L4 e

uma fratura de compressão ligeira da placa terminal superior do corpo vertebral de L1. (B) A ressonância magnética mostra fracturas de compressão agudas/subagudas dos corpos vertebrais de L1 e L4 com uma fratura de compressão de aspeto crónico do corpo vertebral de L2. Foi aconselhado o tratamento com vertebroplastia. (C) Este procedimento permitiu a recuperação da altura e a estabilização através da injeção de cimento. (D) Um filme de seguimento realizado 3 meses mais tarde, devido a dores lombares recorrentes, não mostra qualquer anomalia aguda, mas uma ligeira deformidade de compressão inalterada da placa terminal superior de L2. (E-G) Passos do procedimento da vertebroplastia são mostrados.

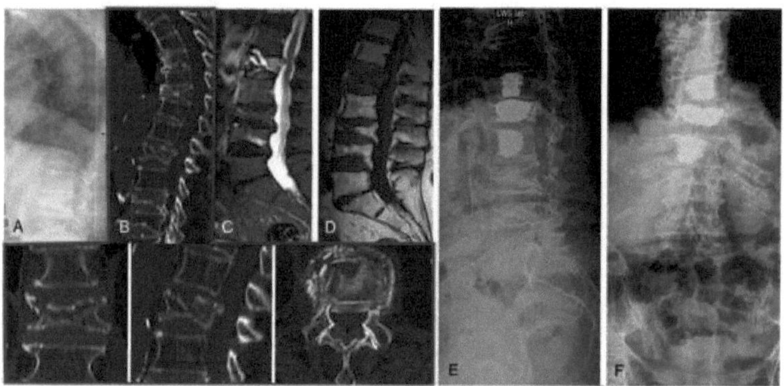

Figura 94 Exemplo de caso que mostra os diferentes padrões de fracturas osteoporóticas. Esta mulher de 88 anos nunca tinha sido tratada para uma fratura ou osteoporose e tinha mantido uma atividade física elevada até um mês antes de se apresentar. Depois de se sentar com força, sentiu dores nas costas que aumentaram ao ponto de ser internada no hospital. A doente não sentia muita dor na posição supina, mas uma mudança de

posição tornava-se progressivamente mais dolorosa. (A) A radiografia simples efectuada em posição supina era difícil de avaliar. (B) A tomografia computorizada (TC) revelou fracturas múltiplas que resultaram no colapso completo de T10 e L3. L4 e L1 apresentavam fracturas graves - L4 com o aspeto de uma compressão da placa terminal inferior (tipo A1) e L1 com uma lesão dividida (tipo A2). Com base na tomografia computorizada, tornou-se evidente que já existia um defeito grave no corpo vertebral. (C e D) A ressonância magnética mostrou claramente que a lesão de L1 era nova. Havia algum envolvimento da parede posterior. (E e F) O tratamento consistiu numa restauração da altura e reforço de cimento de L1 e numa vertebroplastia protetora dos níveis adjacentes devido a osteoporose grave.

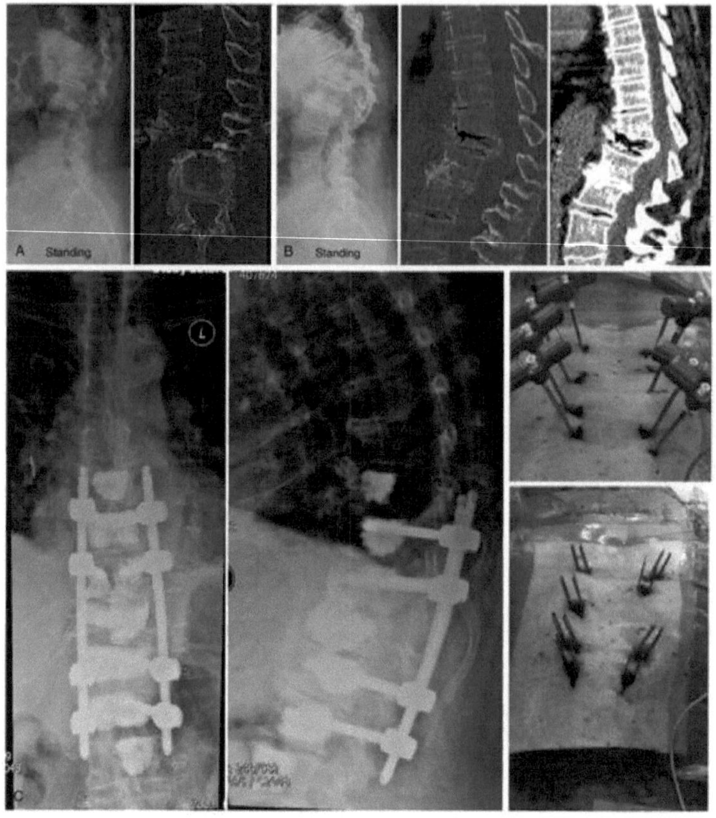

Figura 95. História natural das fracturas osteoporóticas. (A) Uma mulher de 80 anos foi avaliada por dores nas costas após levantar pesos. A radiografia normal em pé revelou uma fratura por compressão em cunha (A1) com cifose moderada. A tomografia computorizada (TC) mostrou indícios de envolvimento da parede posterior (tipo A3). O doente foi tratado com medicamentos para alívio da dor e foi aconselhado a regressar para uma radiografia de seguimento no prazo de 10 dias. Por motivos pessoais, o doente não regressou para efetuar a radiografia de seguimento. (B) Cinco semanas após a fratura indexada, o doente foi encaminhado devido

a dificuldades na marcha. A radiografia em pé mostrava então um colapso completo do corpo vertebral. A TAC revelou uma estenose espinal grave devido à deslocação da parede posterior; além disso, existia uma instabilidade grave, como se pode ver pela fenda de vácuo. O tipo de lesão foi então correlacionado com uma fratura de tipo A4 de acordo com a classificação AO Spine. A placa terminal inferior de T11 apresentava uma impactação moderada. Este caso necessitava de uma estabilização formal com correção da deformidade e descompressão do canal medular. (C) Foi efectuada uma laminectomia de T12 e uma estabilização percutânea com fixação por parafusos cimentados. Foi adicionada uma vertebroplastia protetora no nível adjacente acima e abaixo, e o defeito da coluna anterior foi preenchido com uma injeção de polimetilmetacrilato. Este procedimento foi efectuado através da colocação de uma cânula de enchimento lateral do saco tecal no espaço discal T11-T12.

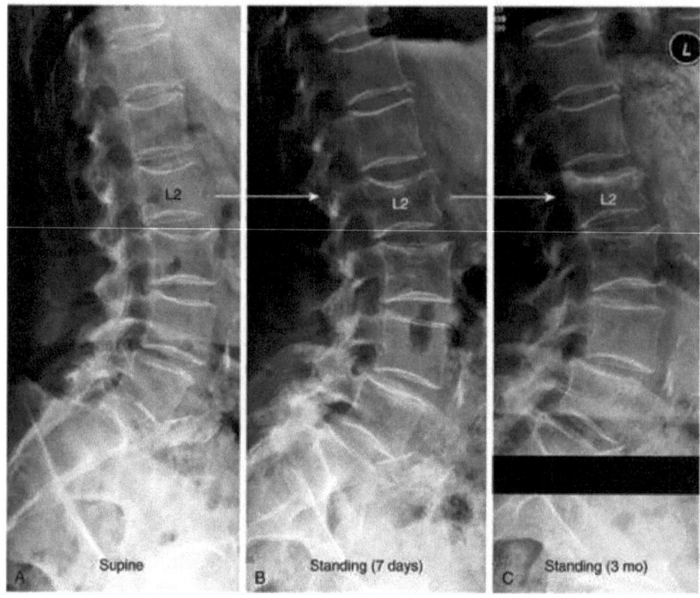

Figura 96. Exemplo de caso de revelação de uma nova fratura através da comparação de radiografias consecutivas. (A) Esta mulher de 76 anos com dor lombar aguda apresentava uma fratura de compressão ligeira de L3 e L2, mostrada numa radiografia de supino. Foi iniciado um tratamento conservador e a doente foi mobilizada com a dor bem controlada. (B) Radiografia em pé realizada 7 dias depois revelou que a fratura de L2 era nova, pois era visível alguma perda de altura. (C) Radiografia de seguimento realizada após 3 meses mostra uma fratura consolidada de L2 com perda moderada de altura, mas com alinhamento da coluna vertebral bem mantido.

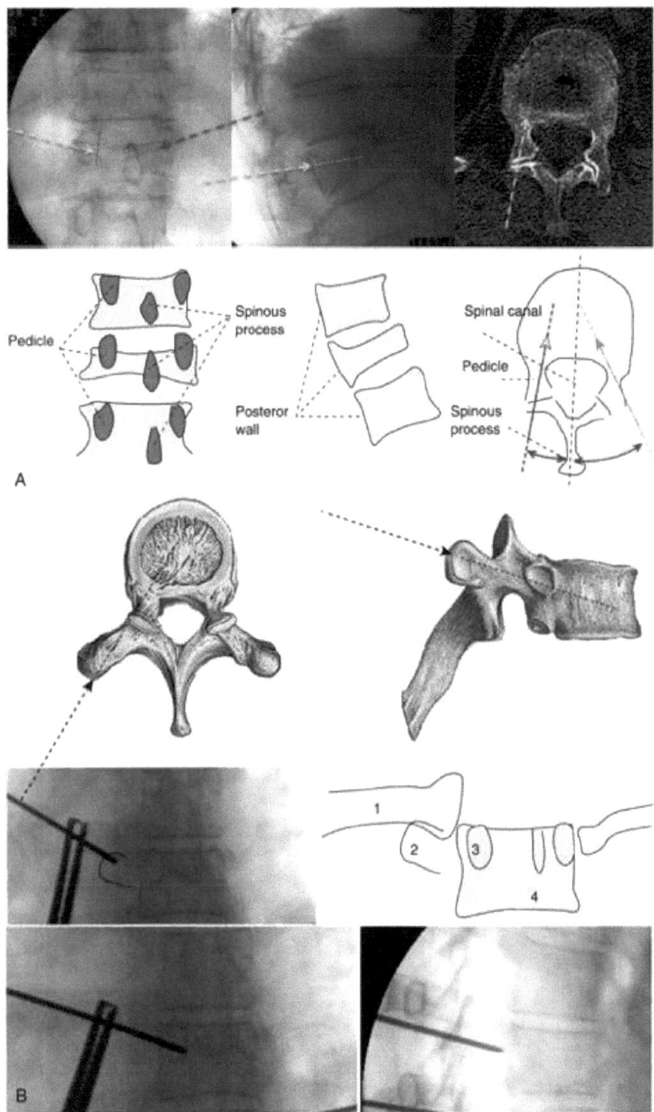

Figura 97. Colocação da cânula para vertebroplastia. (A) Princípio da colocação da cânula. Os pontos de referência anatómicos são o bordo medial do pedículo e a parede posterior (é irrelevante se se opta por uma

abordagem transpedicular ou parapedicular). Em qualquer situação, a ponta do fio-guia ou da cânula não deve atravessar o bordo medial da parede do pedículo antes de atingir o nível da parede posterior (linhas vermelhas). O canto seguro é indicado pelos chevrons vermelhos. Dependendo da escolha de uma abordagem unilateral ou bilateral, a convergência da cânula é adaptada (as linhas roxas imitam a trajetória para uma abordagem unilateral e as linhas amarelas para uma abordagem bilateral). (B) Na coluna torácica, o ponto de partida para a inserção da cânula

é frequentemente escolhido na ponta do processo transverso, como demonstrado. Mais uma vez, quando a ponta do fio-guia ou da cânula atinge o bordo medial do pedículo, tem de estar ao nível da parede posterior. 1, costela; 2, processo transverso; 3, pedículo; 4, processo espinhoso.

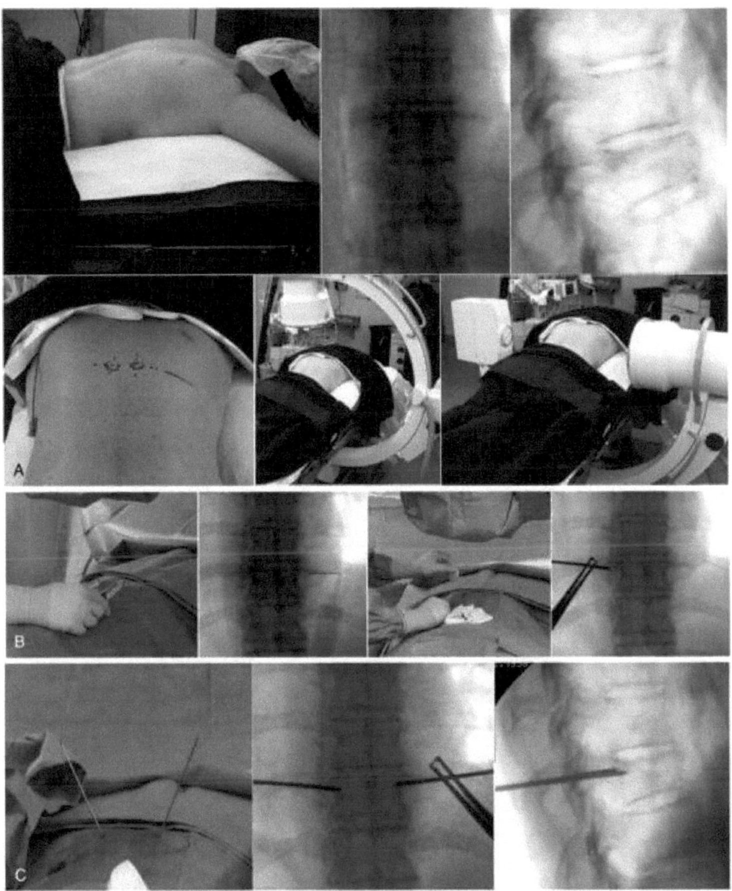

Figura 98. Procedimento de vertebroplastia bipedicular para uma fratura de T9. (A) O local de tratamento é avaliado antes da cobertura. O paciente é colocado num saco de feijão. É necessário um acesso livre com o braço em C. A exposição exacta da vértebra alvo é conseguida em ambos os planos. (B e C) É administrada anestesia local da pele e do periósteo. O fio-guia é inserido até que a borda medial dos pedículos seja alcançada e a ponta do fio-guia esteja no nível da parede posterior.

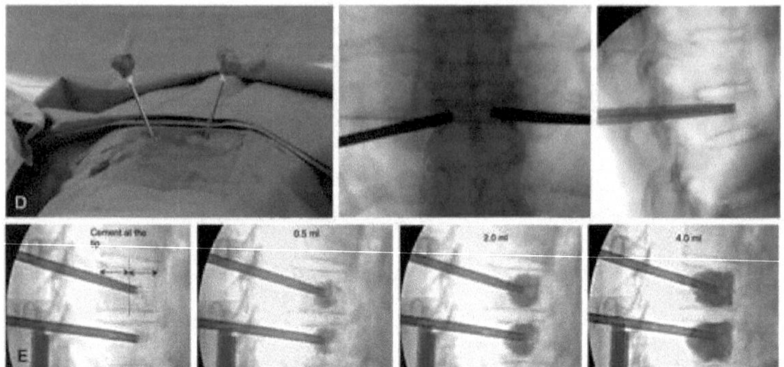

Figura 99. cont. (D) As cânulas são colocadas ao longo dos fios-guia; as pontas das cânulas devem estar na metade anterior do corpo vertebral. (E) Passos de preenchimento num caso de vertebroplastia preventiva após uma estabilização posterior de S1 a T10. A ponta da cânula é colocada na metade anterior do corpo vertebral. O enchimento é suficiente quando as placas terminais superior e inferior estão apoiadas.

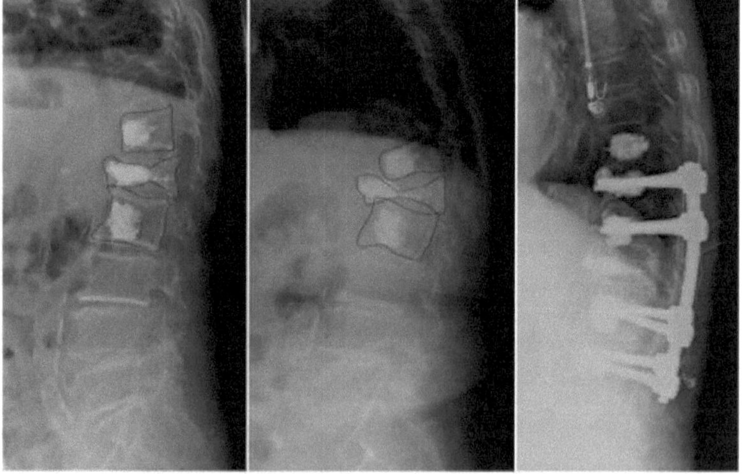

Figura 100. Falha da vertebroplastia. A vertebroplastia foi realizada para tratar uma fratura dividida (tipo A2) de L1. Apenas a metade anterior do corpo vertebral tinha sido preenchida, o que resultou numa falta de

ligação ao fragmento posterior. No espaço de 2 meses, a cifose progressiva estava presente e o tampão de cimento em L1 tinha-se deslocado anteriormente. Neste caso, apenas uma estabilização formal com parafusos pediculares poderia proporcionar estabilidade suficiente

Tabela 38. Preditores de resultados na SCI

COMPLETENESS OF SCI

ASIA Impairment Scale grade A (shows in <30% of cases a conversion to incomplete SCI)

ASIA Impairment Scale grades B/C (show in >70% a conversion with functional relevant recovery)

NEUROLOGICAL EXAMINATION

Upper limb motor scores: to predict arm/hand function

Lower limb motor scores: to relate to outcomes of walking

ISNCSCI scores: to predict independence and mobility

NEUROPHYSIOLOGIC EXAMINATION

SEP/MEP: to assess spinal cord integrity and reveal preexisting neural disorders

Prediction of upper/lower limb function

SPINAL CORD NEUROIMAGING

MRI: to reveal extent of edema versus hemorrhage

MRI: to evaluate spinal cord compression

Preservation of spinal cord tissue bridges

SOCIODEMOGRAPHIC FACTORS

Age <65 years: favorable functional recovery

ASIA, American Spinal Injury Association; *ISNCSCI*, International Standards for Neurological Classification of Spinal Cord Injury; *MEP*, motor evoked potential; *MRI*, magnetic resonance imaging; *SCI*, spinal cord injury; *SEP*, somatosensory evoked potential.

\

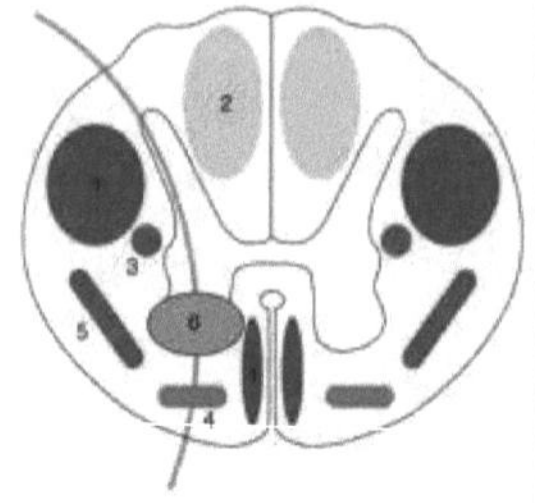

	Pathway/ system	Method	Readout	Acceptance	Clinical correlation
1	Corticospinal	MEP	Amp/lat	Routine	Central paresis
2	Dorsal column	SEP	Amp/lat	Routine	Proprioception
3	Sympathetic	GSR	Presence	Routine	Cardiovascular control
4	Spinothalamic	LEP (laser-heat)	Amp/lat	Investigational	Pain/temp perception
5	Vestibulospinal	GVS	Amp/lat	Investigational	Postural instability
6	Peripheral system	NCS/reflex/ EMG	Amp/NCV	Routine	Peripheral paresis

Figura 101. Técnicas neurofisiológicas para estudar a função de vias espinais específicas e do sistema nervoso periférico. O exame neurológico clínico pode ser complementado por registos electrofisiológicos para obter medidas quantificáveis do efeito da LM nas diferentes vias espinais. As localizações das vias espinais descritas na tabela são atribuídas numericamente no diagrama esquemático. Amp, amplitude; EMG, eletromiografia; GVS, estimulação vestibular galvânica; lat, latência; LEP, potencial evocado a laser; MEP, potencial evocado motor; NCS, estudo da condução nervosa; NCV, velocidade de condução nervosa; SEP, potencial evocado somatossensorial; GSR, resposta galvânica da pele. (De Dietz V, Curt A. Neurological aspects of spinal-cord repair: promises and challenges [Aspectos neurológicos da reparação da espinal medula: promessas e desafios]. Lancet Neurol. 2006;5(8):688-694.)

Tabela 39. Achados caraterísticos da disfunção do trato urinário inferior na lesão da medula espinhal (infrapontina-supra-sacral)

HISTORY
Incontinence
Urinary retention
Urinary tract infections

ULTRASOUND
Increased postvoiding residual urine volume
Hydronephrosis

URINARY FLOW
Impaired or reduced flow

URODYNAMICS
Atonic-flaccid detrusor
Spastic–low compliance bladder
Detrusor overactivity
Renal reflux
Detrusor-sphincter dyssynergia

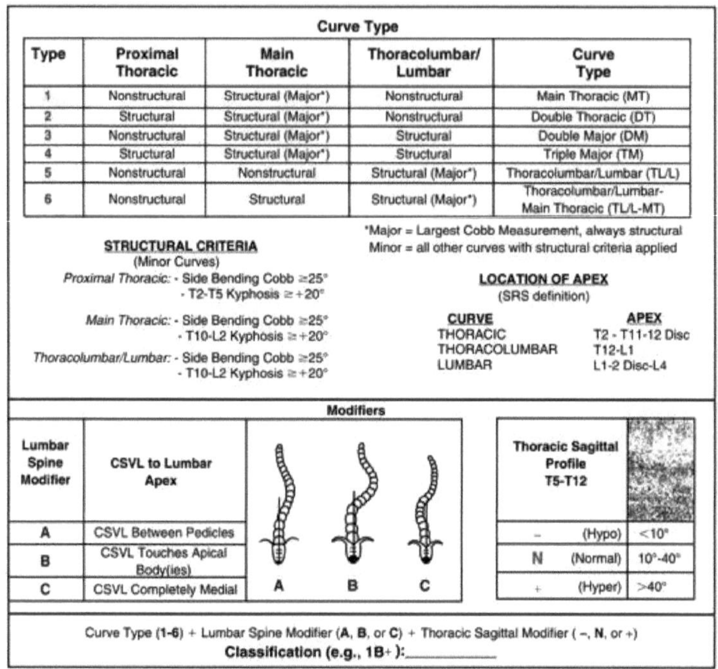

Curve Type

Type	Proximal Thoracic	Main Thoracic	Thoracolumbar/ Lumbar	Curve Type
1	Nonstructural	Structural (Major*)	Nonstructural	Main Thoracic (MT)
2	Structural	Structural (Major*)	Nonstructural	Double Thoracic (DT)
3	Nonstructural	Structural (Major*)	Structural	Double Major (DM)
4	Structural	Structural (Major*)	Structural	Triple Major (TM)
5	Nonstructural	Nonstructural	Structural (Major*)	Thoracolumbar/Lumbar (TL/L)
6	Nonstructural	Structural	Structural (Major*)	Thoracolumbar/Lumbar-Main Thoracic (TL/L-MT)

*Major = Largest Cobb Measurement, always structural
Minor = all other curves with structural criteria applied

STRUCTURAL CRITERIA
(Minor Curves)

Proximal Thoracic: - Side Bending Cobb ≥25°
- T2-T5 Kyphosis ≥ +20°

Main Thoracic: - Side Bending Cobb ≥25°
- T10-L2 Kyphosis ≥ +20°

Thoracolumbar/Lumbar: - Side Bending Cobb ≥25°
- T10-L2 Kyphosis ≥ +20°

LOCATION OF APEX
(SRS definition)

CURVE	APEX
THORACIC	T2 - T11-12 Disc
THORACOLUMBAR	T12-L1
LUMBAR	L1-2 Disc-L4

Modifiers

Lumbar Spine Modifier	CSVL to Lumbar Apex
A	CSVL Between Pedicles
B	CSVL Touches Apical Body(ies)
C	CSVL Completely Medial

Thoracic Sagittal Profile T5-T12		
–	(Hypo)	<10°
N	(Normal)	10°-40°
+	(Hyper)	>40°

Curve Type (1-6) + Lumbar Spine Modifier (**A**, **B**, or **C**) + Thoracic Sagittal Modifier (–, **N**, or +)
Classification (e.g., 1B+):________

Figura 102. A classificação de Lenke da escoliose idiopática do adolescente. CSVL, Central sacral vertical line; SRS, Scoliosis Research Society. (De Lenke LG, Betz RR, Harms J, et al. Adolescent idiopathic scoliosis: a new classification to determine extent of spinal arthrodesis. J Bone Joint Surg Am. 2001;83A:1169-1181.)

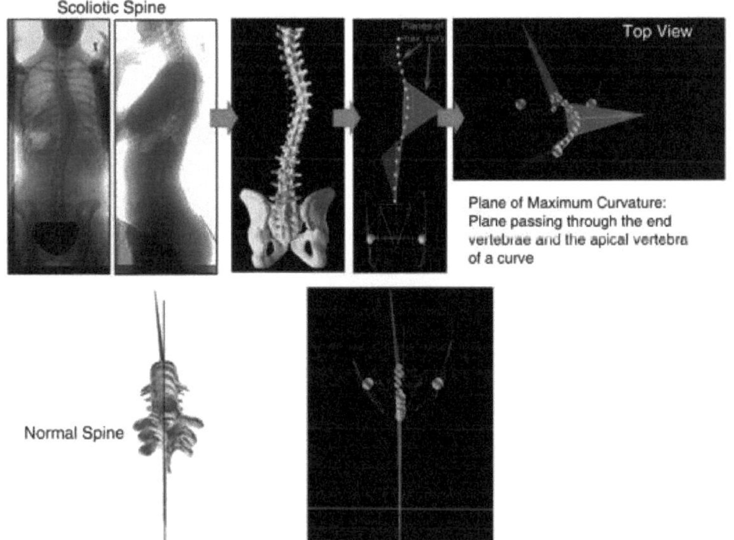

Figura 103. Exemplo de representação tridimensional da curvatura da escoliose idiopática do adolescente. (De Labelle H, Aubin C-E, Jackson R, Lenke L, Newton P, Parent S. Seeing the spine in 3D: how will it change what we do? J Pediatr Orthop. 2011;31.)

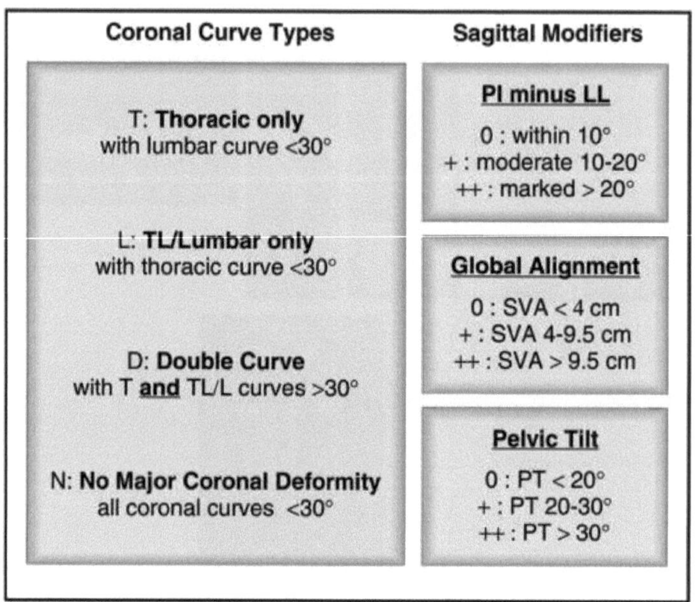

Figura 104. Sociedade de Pesquisa em Escoliose - Classificação de Schwab da deformidade da coluna vertebral em adultos. LL, lordose lombar; PI, incidência pélvica; PT, inclinação pélvica; SVA, eixo vertical sagital; TL, toracolombar. (De Schwab F, Ungar B, Blondel B, et al. Scoliosis Research Society-Schwab adult spinal deformity classification: a validation study. Spine (Phila Pa 1976). 2012;37:1077-1082.)

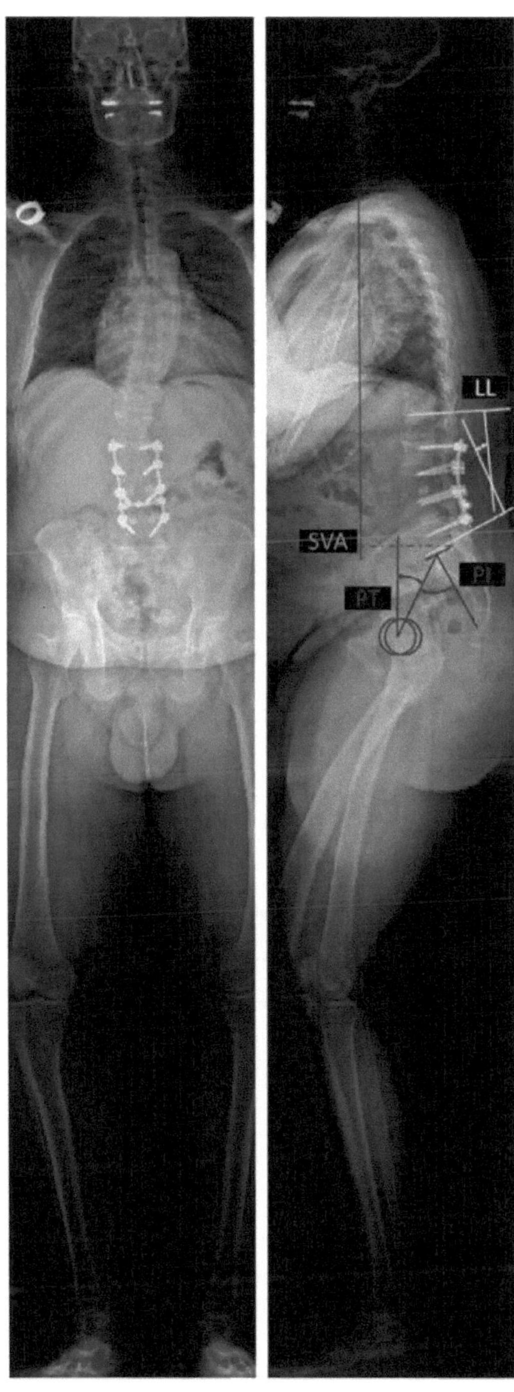

LL
SVA
PI
PT

Figura 105. Classificação de pacientes com deformidade da coluna vertebral em adultos usando a classificação da Scoliosis Research Society (SRS)-Schwab. Descompasso entre incidência pélvica e lordose lombar (PI-LL), 30 graus; eixo vertical sagital (SVA), 130 mm, inclinação pélvica (PT), 23 graus; sem curvas coronais: SRS-Schwab: N; PI-LL, ++; SVA, ++; PT, +.

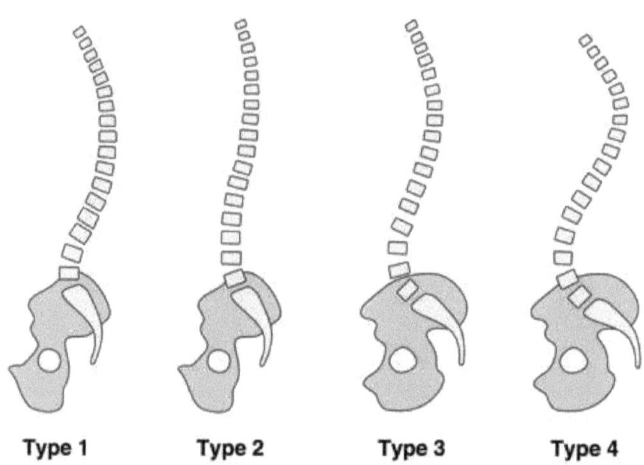

Figura 106. Sistema de classificação para o alinhamento sagital por Roussouly et al. (De Roussouly P, Gollogly S, Berthonnaud E, Dimnet J. Classification of the normal variation in the sagittal alignment of the human lumbar spine and pelvis in the standing position. Spine [Phila Pa 1976]. 2005;30[3]:346-353.)

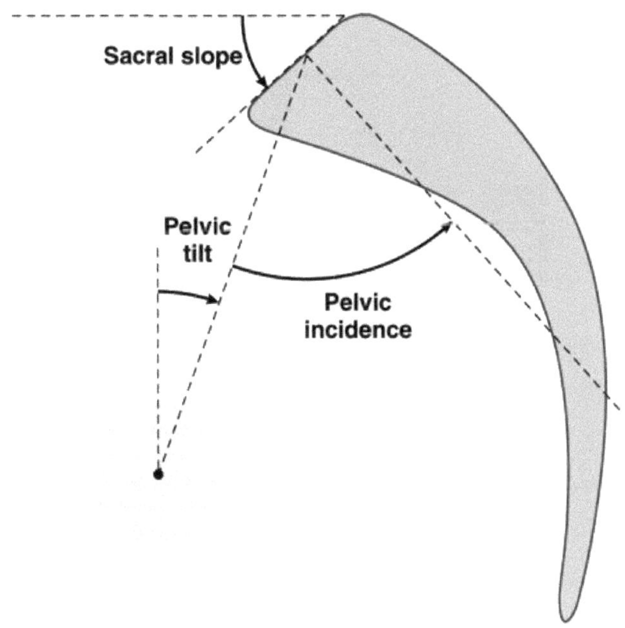

Figura 107. Parâmetros pélvicos: incidência pélvica, inclinação pélvica e inclinação sacral

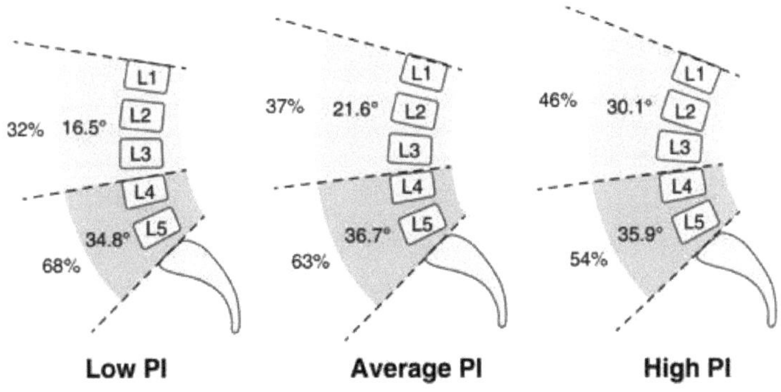

Figura 108. Lordose segmentar entre valores baixos, médios e altos da incidência pélvica (IP). Conforme a IP aumenta, o valor da lordose proximal aumenta. (De Pesenti S, Lafage R, Stein D, et al. A quantidade

de lordose lombar proximal está relacionada com a incidência pélvica. Clin Orthop Relat Res. 2018;476[8]:1603-1611.)

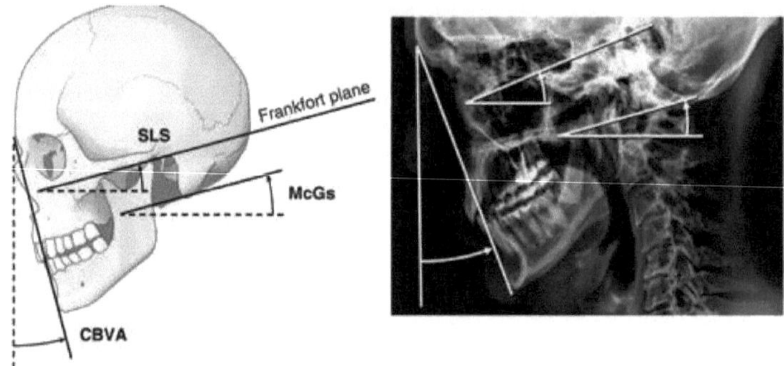

Figura 109. Parâmetros cranianos que quantificam a aquisição do olhar horizontal: ângulo vertical queixo-superfície (CBVA), inclinação da linha de McGregor (McGS) e inclinação da linha de visão (SLS)

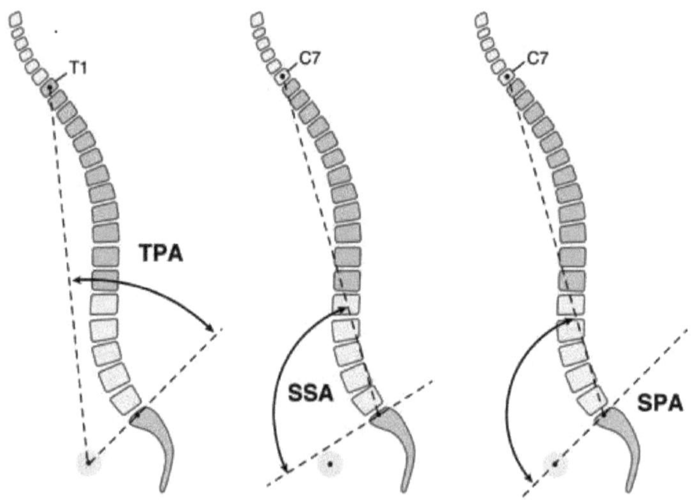

Figura 110. Representação esquemática dos três principais parâmetros globais de deformidade: Ângulo T1-pélvico (TPA), ângulo espino-sacral (SSA) e ângulo espino-pélvico (SPA).

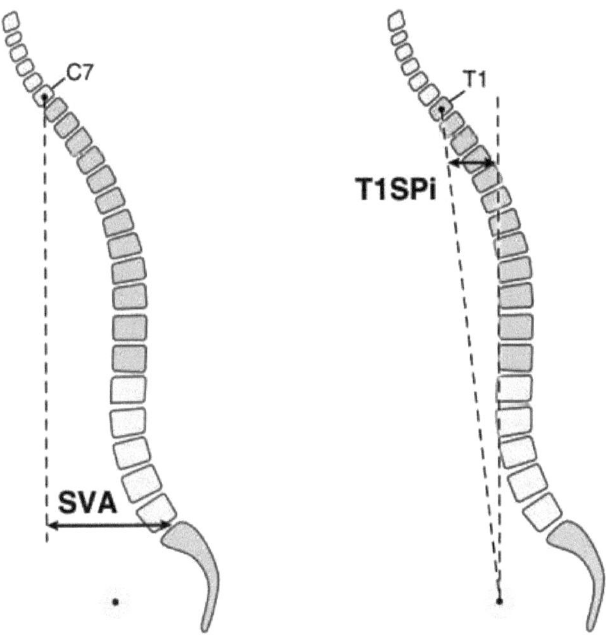

Figura 111. Representação esquemática dos dois parâmetros globais de inclinação: eixo vertical sagital (SVA) e inclinação espino-pélvica T1 (T1SPi).

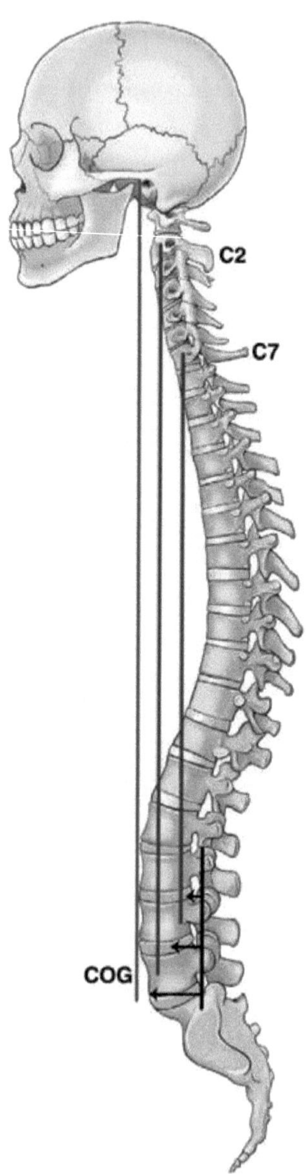

Figura 112. Este diagrama ilustra o centro de gravidade (COG) e o eixo vertical sagital de C2 e C7. Para cada medição respectiva, é largado um

fio de prumo a partir do meato auditivo externo anterior (linha verde) ou do centro do corpo vertebral de C2 (linha vermelha) ou C7 (linha azul). O intervalo horizontal de cada linha de prumo até a placa terminal póstero-superior da vértebra S1 é então medido. Esta é uma medida do alinhamento vertical sagital global.

Tabela 40. Perguntas específicas relacionadas com a escoliose durante a entrevista com o paciente

- Who discovered the deformity or body asymmetry and when it was first observed
- Noticeable or rapid change in the deformity or body asymmetry
- Presence, location, and pattern of pain or discomfort (i.e., with activities, at rest, at night)
- Pulmonary symptoms (particularly in patients with severe curves)
- Family history of severe scoliosis or scoliosis requiring surgical treatment
- Onset of menses for female patients (peak height velocity typically occurs within 6 months premenarche and completion of spinal growth occurs approximately 2 years postmenarche)
- Onset of rapid height growth (i.e., growth spurt)
- Neurological symptoms such as numbness, weakness, changes in bowel/bladder function, difficulties with vision or hearing, and severe headaches

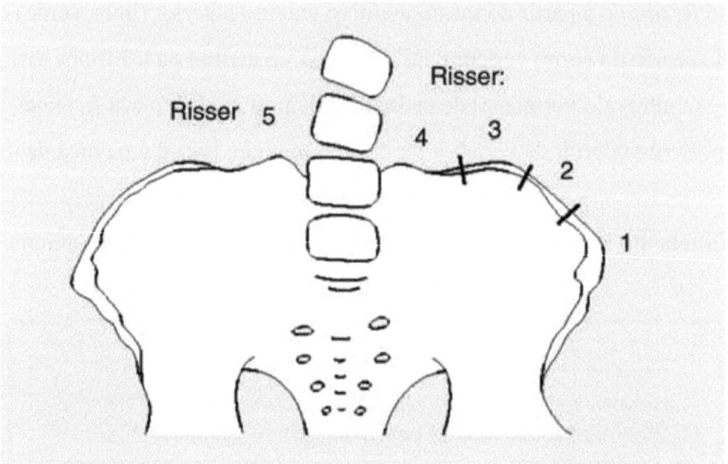

Figura 113. Ilustração dos estágios de Risser da maturidade esquelética. Os estágios de Risser de 0 a 5 observam a progressão da ossificação da apófise ilíaca. Estádio 0, sem ossificação; estádios 1-4, divididos em quartos, com 25% de progressão da ossificação para cada estádio; estádio 5, apófise completamente ossificada funde-se com a asa do ilíaco. (De Altaf F, Gibson A, Dannawi Z, Noordeen H. Adolescent idiopathic scoliosis. BMJ. 2013;346:f2508.)

Tabela 41. Indicações para a imagiologia por ressonância magnética

- Unusual clinical symptoms (weakness, sensory deficits, radiculopathy, persistent back pain, severe headaches)
- Abnormalities on physical examination
- Male patient with severe curve
- Onset occurred at less than 10 years old
- Kyphosis at the apex (i.e., absence of apical segment lordosis)
- Rapid curve progression
- Atypical curve pattern (thoracic curve with apex toward the left, short segment curve with sharp angulation)

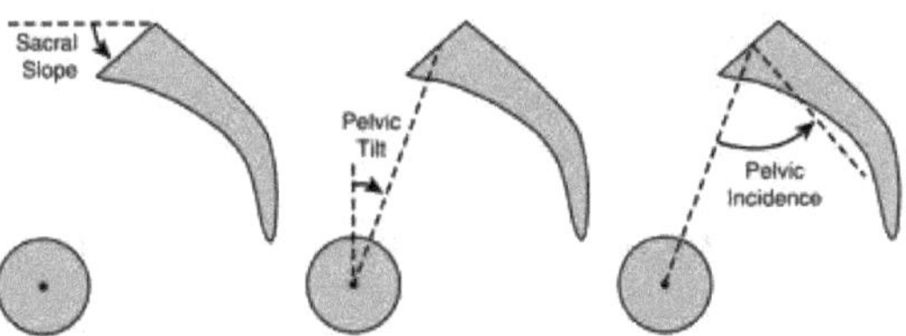

Figura 114. Parâmetros pélvicos críticos para a deformidade da coluna vertebral no adulto. A inclinação sacral (SS) é o ângulo subtendido pela horizontal e a placa terminal sacral. Inclinação pélvica (TP) é o ângulo subtendido pela vertical e por uma linha que passa pelo ponto médio da placa terminal sacral até ao eixo bifemoral (a retroversão pélvica compensatória é representada por um aumento da TP). A incidência pélvica (IP) é o ângulo subtendido por uma linha perpendicular à placa terminal sacral e uma linha que liga este ponto ao eixo bifemoral. PI = PT + SS. (De Lafage V, Schwab F, Patel A, Hawkinson N, Farcy JP. Inclinação pélvica e inclinação truncal
: dois parâmetros radiográficos fundamentais no contexto de adultos com deformidade da coluna vertebral. Spine (Phila Pa 1976). 2009;34[17]:E599–606.)

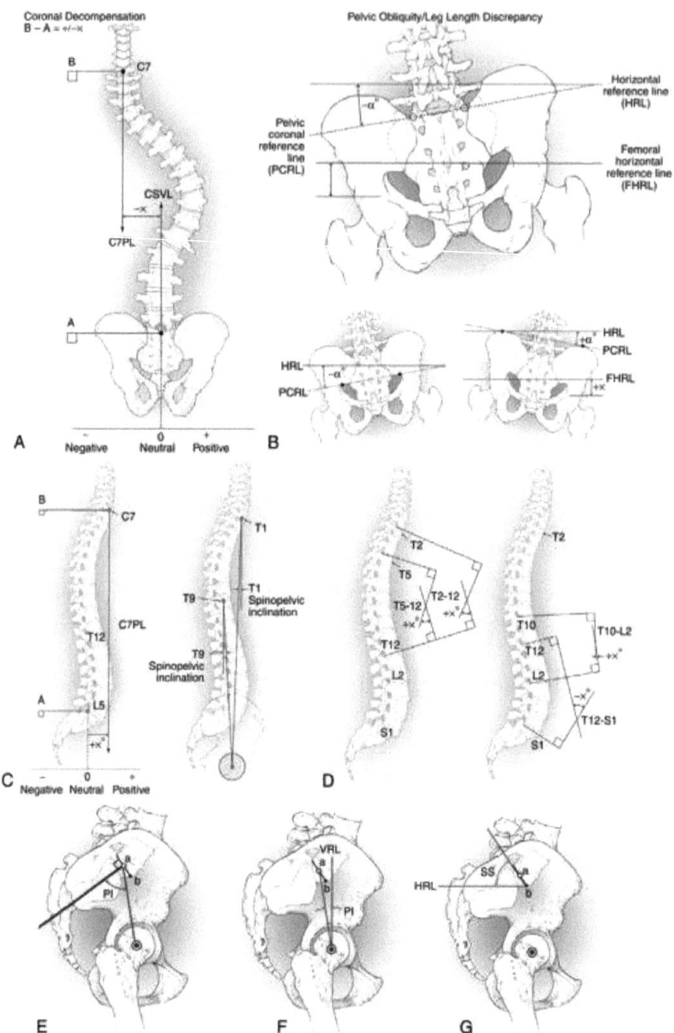

Figura 115. Medidas normalmente utilizadas para quantificar a deformidade da coluna vertebral em adultos e a deformidade da coluna vertebral. (A) A distância entre o fio de prumo de C7 (C7PL) e a linha vertical sacral central (CSVL) define a quantidade de descompensação do plano coronal em centímetros (indicada como -x). (B) Medidas da

obliquidade pélvica. (C) (Esquerda) O eixo vertical sagital é medido como a distância entre o canto póstero-superior do sacro e um fio de prumo vertical largado a partir do centro do corpo vertebral de C7, aqui indicado como +x. (Direita) A inclinação espinopélvica é o ângulo formado por uma linha que liga as cabeças femorais ao centro do corpo vertebral T1 ou T9, juntamente com a sua linha de prumo vertical. (D) Métodos de medição do alinhamento regional. (Esquerda) A cifose torácica (TK) é tipicamente medida de T5 a T12 porque a placa terminal de T2 é frequentemente difícil de visualizar; a TK também pode ser medida de T10 a L2. (Direita) O alinhamento toracolombar pode ser medido de T10 a L2, e a lordose lombar pode ser medida de T12 a S1. (E) A incidência pélvica (IP) é o ângulo formado pelas linhas que ligam o centro do eixo bicoxofemoral à linha perpendicular que passa pelo ponto médio da placa terminal sacral. (F) A inclinação pélvica é o ângulo formado pela linha que passa verticalmente pelo centro do eixo bicoxofemoral (

linha vertical

de referência [VRL]) e a linha que liga o ponto médio da placa terminal sacral superior ao eixo bicoxofemoral. (G) A inclinação sacral (SS) é o ângulo formado por uma linha traçada paralelamente à placa terminal sacral e uma linha de referência horizontal (HRL). x°, ângulo (positivo ou negativo). (Imagens utilizadas com a autorização de K. X. Probst/Xavier Studio, 2012).

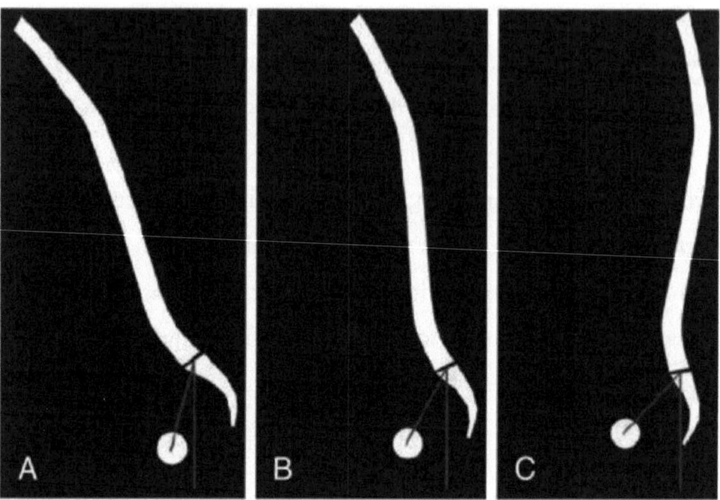

Figura 116. Diagramas que mostram como um aumento da inclinação pélvica (PT) através da retroversão pélvica contribui para a restauração do eixo sagital da coluna vertebral. (A) Eixo vertical sagital (SVA) alto e PT baixo. (B) Compensação parcial do AVE com PT moderado. (C) Compensação total do AVS com PT elevado. (De Ames CP, Smith JS, Scheer JK, et al. Impacto do alinhamento espinopélvico na tomada de decisão em cirurgia de deformidade em adultos: uma revisão. J Neurosurg Spine. 2012;16:547-564.

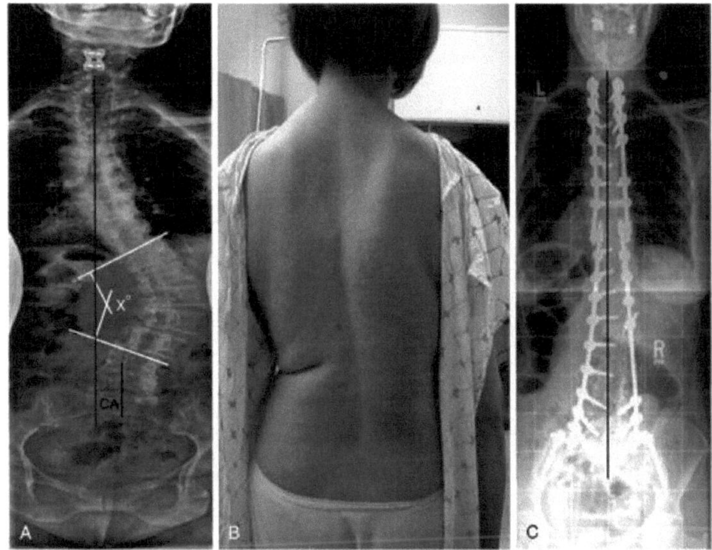

Figura 117. Uma mulher de 52 anos apresentou dor nas costas e dor radicular na extremidade inferior direita. (A) A radiografia póstero-anterior pré-operatória demonstra uma dextroscoliose com um ápice em L1-L2. X° indica o ângulo coronal de Cobb. A linha de prumo de C7 e a linha vertical sacral central são indicadas por linhas verticais pretas, sendo a distância entre elas o alinhamento coronal (CA) (linha horizontal a tracejado). Neste caso, o CA é um valor negativo (-2,8 cm) porque a linha de prumo de C7 cai à esquerda da linha vertical sacral central. (B) Os resultados da avaliação clínica na fotografia são subtis. (C) A radiografia pós-operatória póstero-anterior de comprimento total demonstra a correção da deformidade após a instrumentação. A linha de prumo C7 (linha preta) demonstra a restauração da CA. (De Smith JS, Shaffrey CI, Fu KM, et al. Clinical and radiographic evaluation of the adult spinal deformity patient. Neurosurg Clin N Am. 2013;24:143-156.)

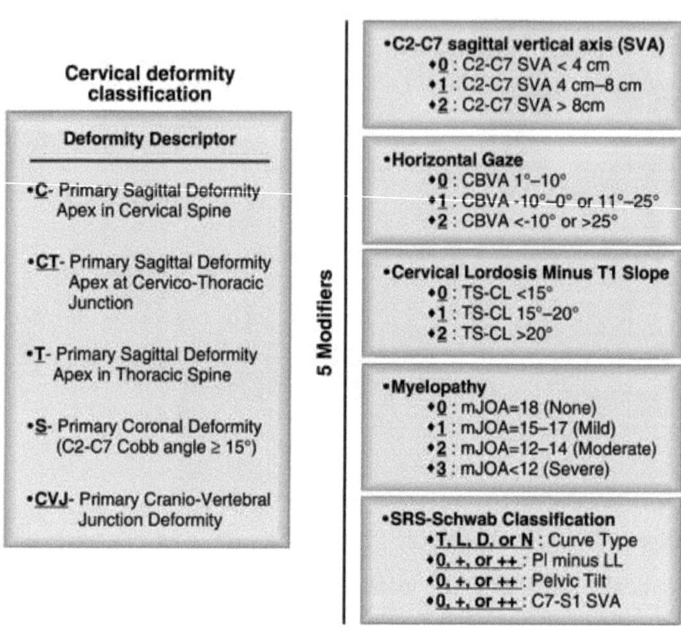

Figura 118. Resumo do sistema de classificação da deformidade da coluna cervical, que inclui um descritor de deformidade e cinco modificadores. CBVA, ângulo entre o queixo e a vertical; D, duplo; L, lordose; LL, lordose lombar; mJOA, Associação Ortopédica Japonesa modificada; N, nenhum; PI, incidência pélvica; SRS, Sociedade de Pesquisa em Escoliose; T, torácica; TS-CL, inclinação T1 menos lordose C2-C7. (De Ames CP, Smith JS, Eastlack R, et al. Avaliação da fiabilidade de um novo sistema de classificação da deformidade da coluna cervical. J Neurosurg Spine. 2015;23[6]:673-683.)

Tabela 42. Classificação de Boachie-Adjei da cifose juncional proximal

Type	Failure Mechanism
1	Ligamentous
2	Bone
3	Implant/bone interface
Grade	**Degree of Kyphosis**
A	10–19 degrees
B	20–29 degrees
C	≥30 degrees
Spondylolisthesis	
N	Absent above UIV
S	Present above UIV

UIV, Upper instrumented vertebra.

Tabela 43.

Escala de gravidade da cifose juncional proximal do Hart-International Spine Study Group

Component	Score
Neurologic Deficit	
None	0
Radicular pain	2
Myelopathy/motor deficit	4
Focal Pain	
None	0
VAS ≤4	1
VAS ≥5	3
Instrumentation Problem	
None	0
Partial fixation loss	1
Prominence	1
Complete fixation loss	2
Change in Kyphosis/PLC Integrity	
0–10 degrees	0
10–20 degrees	1
>20 degrees	2
PLC failure	2
UIV/UIV+1 Fracture	
None	0
Compression fracture	1
Burst fracture	2
Translation	3
Level of UIV	
Thoracolumbar junction	0
Upper thoracic	1

PLC, Posterior ligamentous complex; *UIV*, upper instrumented vertebra, *VAS*, visual analog scale.

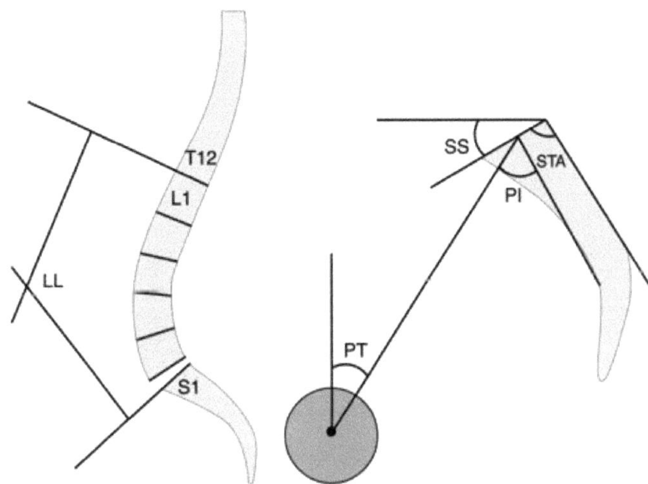

Figura 119: Diagrama esquemático demonstrando a avaliação dos parâmetros sagitais pélvicos e sacrais a partir da radiografia lateral em pé. A incidência pélvica (PI) é sempre igual à soma da inclinação sacral (SS) e da inclinação pélvica (PT)

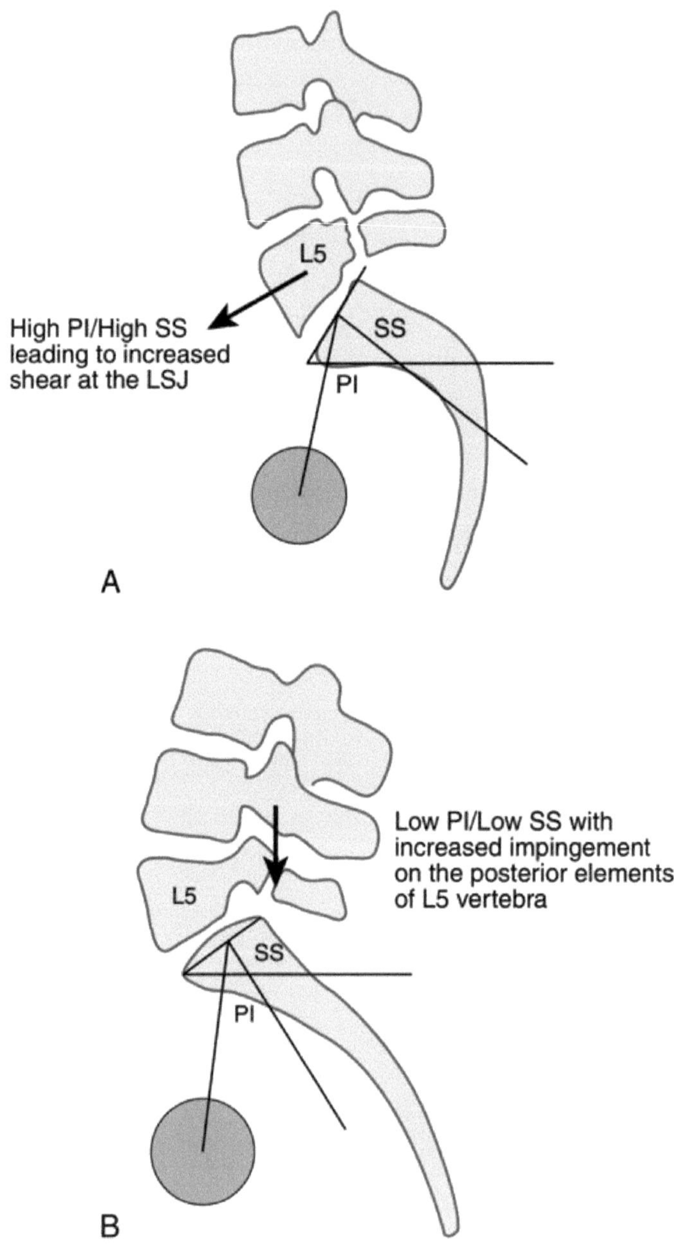
L5
High PI/High SS
leading to increased
shear at the LSJ
SS
PI
A
Low PI/Low SS with
increased impingement
on the posterior elements
of L5 vertebra
L5
SS
PI
B

Figura 120: Dois mecanismos possíveis para a patogénese da espondilólise com base na morfologia sacropélvica. (A) Uma incidência pélvica elevada (IP) associada a uma inclinação sacral elevada (SS) pode predispor a um aumento da tensão de cisalhamento no disco L5-S1 e consequente aumento da tensão na pars interarticularis L5. LSJ, junção lombossacra.

(B) Uma PI baixa associada a uma SS baixa pode predispor a um impacto repetitivo em L5 a partir das facetas posteriores de L4 e S1 durante os movimentos de extensão, o chamado mecanismo de quebra-nozes.

Tabela 44. Classificação de Meyerding da espondilolistese

Grade	Slippage Percentage
0	0: Spondylosis
I	1%–25%
II	>25%–50%
III	>50%–75%
IV	>75%–100%
V	Complete displacement of vertebral body

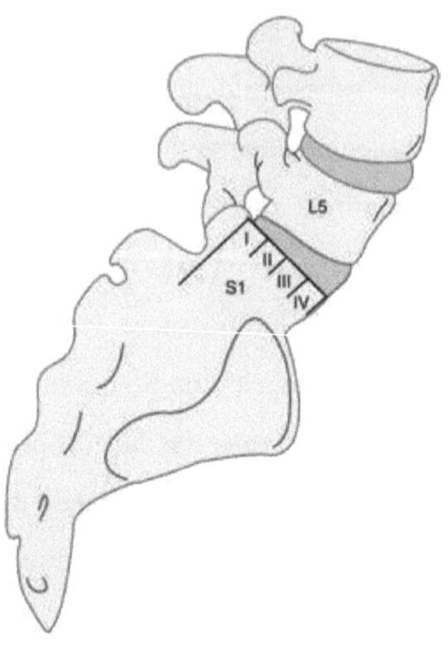

Figura 121. Classificação do grau de espondilolistese. Numa radiografia lateral, deve ser traçada uma linha ao longo do bordo sacral posterior, como se mostra nesta ilustração. Uma linha perpendicular a esta é traçada na parte superior do sacro. A translação ou deslocação anterior do bordo inferior de L5 em relação à largura de S1 é expressa em percentagem. A classificação de Meyerding classifica as espondilolisteses crescentes de I a IV, com espondiloptose, em que L5 deslizou para a frente mais de 100% do plano de deslizamento para além do promontório sacral, referido como grau V

Tabela 45. Classificação de Marchetti-Bartolozzi da espondilolistese

DEVELOPMENTAL

High Dysplastic

Interarticular lysis
Elongation of pars interarticularis

Low Dysplastic

Interarticular lysis
Elongation of pars interarticularis

ACQUIRED

Traumatic (acute or stress)
Degenerative (primary or secondary)
Pathologic (local or systemic pathology)
Postsurgical (direct or indirect effects of surgery)

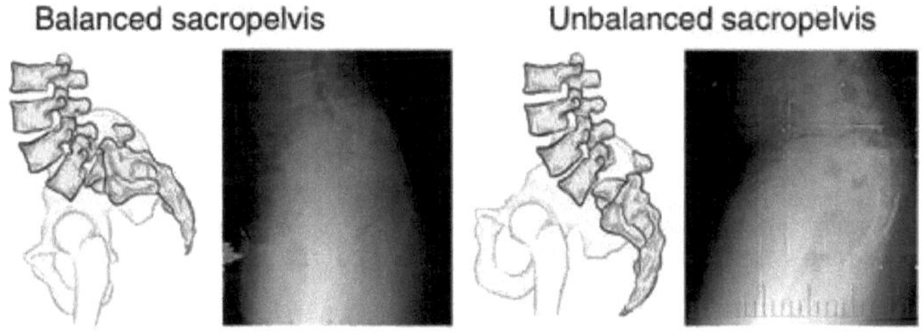

Balanced sacropelvis | Unbalanced sacropelvis

Figura 122. Figura esquemática demonstrando uma sacropélvis equilibrada versus desequilibrada. (Modificado de Hresko MT, Labelle H, Roussouly P, et al. Classification of high-grade spondylolisthesis based on pelvic version and spine balance: possible rationale for reduction. Spine [Phila Pa 1976]. 2007;32[20]:2208–2213.)

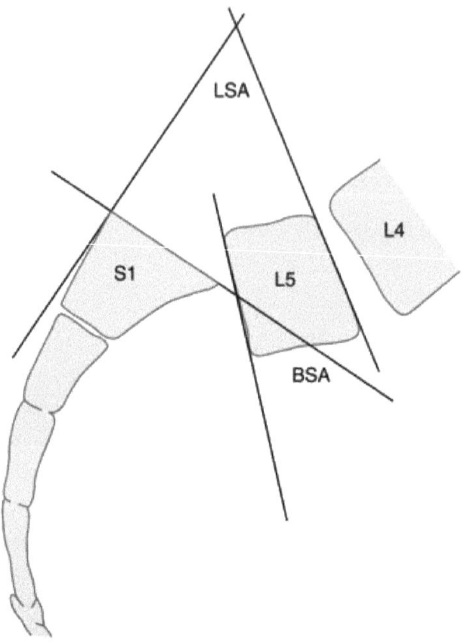

Figura 123. Diagrama esquemático demonstrando a medição do ângulo lombossacral de Dubousset (LSA; esquerda) e do ângulo de deslizamento de Boxall (BSA; direita)

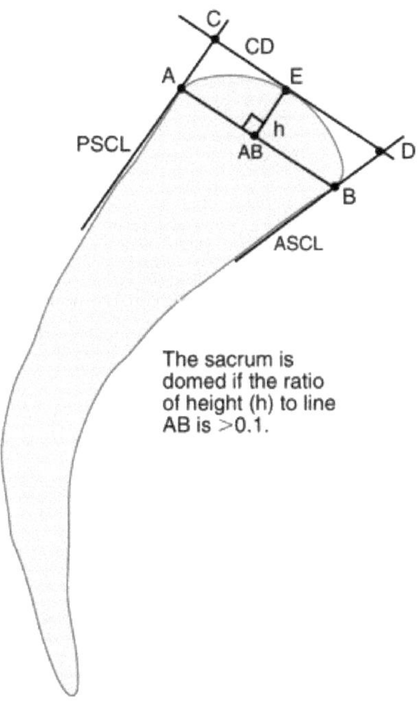

Figura 124. Diagrama esquemático mostrando a técnica para avaliar o domo sacral, tal como proposto pelo Spinal Deformity Study Group.71 As linhas corticais sacrais anterior e posterior (ASCL e PSCL) são desenhadas ao longo da borda anterior e posterior do sacro. A linha AB é desenhada para ligar os pontos onde a PSCL e a ASCL perdem o contacto com os bordos sacrais. É traçada uma linha paralela CD que toca o ponto mais rostral (E) da cúpula sacral. A linha E-AB fornece a distância linear entre o ponto E e a linha AB e representa a altura (h) da cúpula sacral.

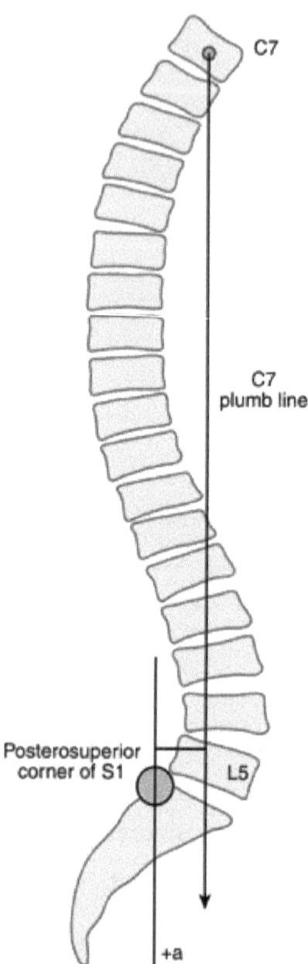

Figura 125. Desenho mostrando a medição do eixo vertical sagital (SVA). O SVA é medido como a distância (+a) do canto póstero-superior do sacro a um fio de prumo vertical largado do centróide de C7 (fio de prumo de C7).

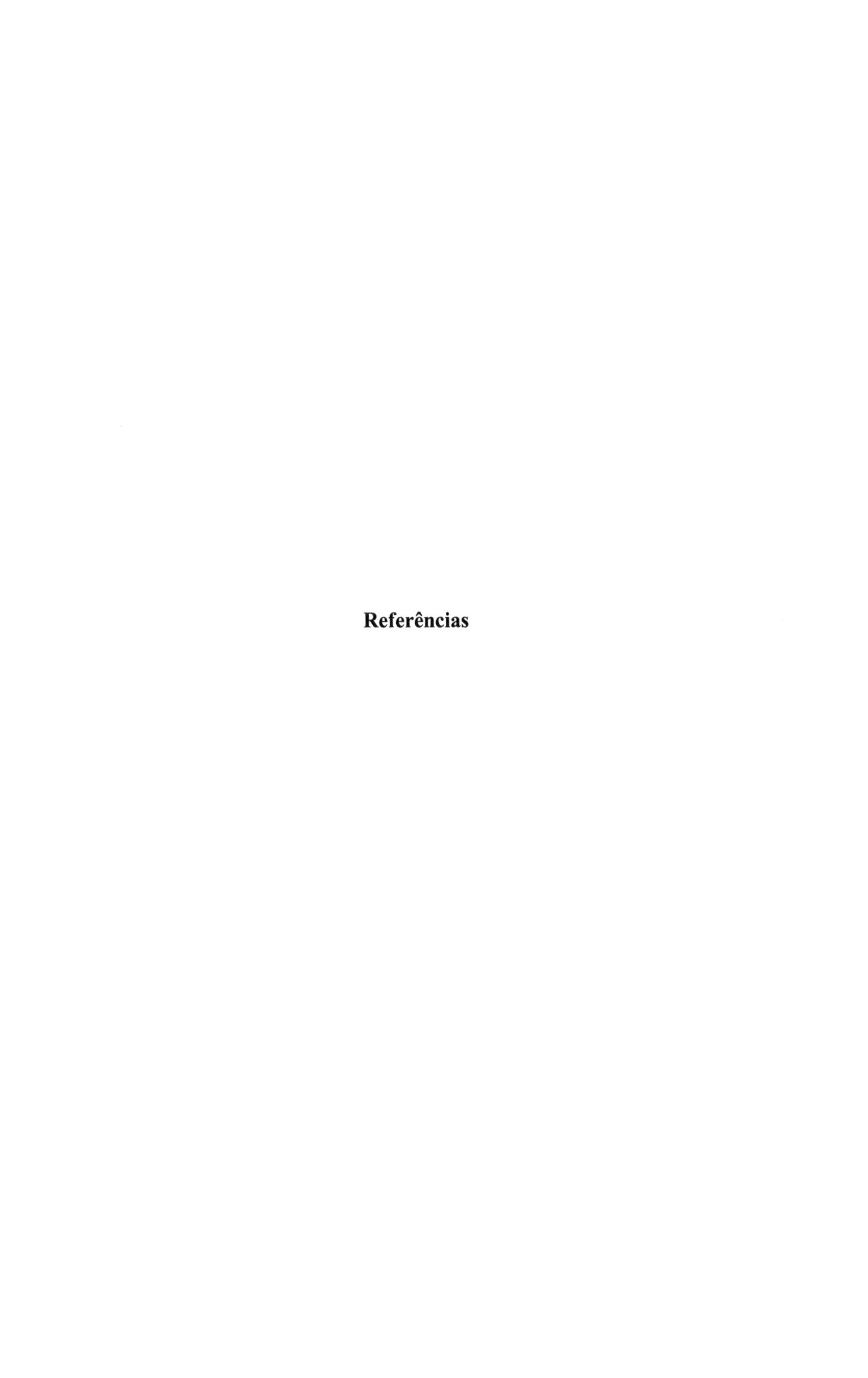

Referências

Abd-El-Barr MM, Huang KT, Moses ZB, Iorgulescu JB, Chi JH. Avanços recentes nos tumores intradurais da coluna vertebral. Neuro Oncol. 2018;20(6):729-742.

Abd-El-Barr MM, Huang KT, Moses ZB, Iorgulescu JB, Chi JH. Avanços recentes nos tumores intradurais da coluna vertebral. Neuro Oncol. 2018;20(6):729-742.

Abdel-Wahab M, Corn B, Wolfson A, et al. Factores de prognóstico e sobrevivência em doentes com gliomas da espinal medula após radioterapia. Am J Clin Oncol. 1999;22(4):344-351.

Abul-Kasim K, Thurnher MM, McKeever P, Sundgren PC. Tumores intradurais da coluna vertebral: classificação atual e caraterísticas da ressonância magnética. Neuroradiology. 2008;50(4):301-314.

Adams H, Avendano J, Raza SM, Gokaslan ZL, Jallo GI, QuinonesHinojosa A. Prognostic factors and survival in primary malignant astrocytomas of the spinal cord: a population-based analysis from 1973 to 2007. Spine. 2012;37(12):E727–E735.

Armstrong TS, Vera-Bolanos E, Bekele BN, Aldape K, Gilbert MR. Tumores ependimários do adulto: prognóstico e a experiência do M. D. Anderson Cancer Center. Neuro Oncol. 2010;12(8):862-870.

Babu R, Karikari IO, Owens TR, Bagley CA. Astrocitomas da medula espinhal: uma experiência moderna de 20 anos numa única instituição. Spine. 2014;39(7):533-540.

Babu R, Karikari IO, Owens TR, Bagley CA. Astrocitomas da medula espinhal: uma experiência moderna de 20 anos em uma única instituição. Spine.2014; 39(7): 533-540.

Bostrom A, von Lehe M, Hartmann W, et al. Cirurgia para ependimomas da medula espinal

: resultados e factores de prognóstico. Neurosurgery. 2011;68(2):302-308; discussão 309.

Bouffet E, Pierre-Kahn A, Marchal JC, et al. Factores de prognóstico no astrocitoma pediátrico da medula espinal. Cancer. 1998;83(11):2391–2399

Chamberlain MC, Johnston SK. Glioblastoma recorrente da medula espinhal: terapia de resgate com bevacizumab. J Neuro Oncol. 2011;102(3):427-432.

Chamberlain MC, Tredway TL. Tumores intradurais primários da medula espinhal em adultos: uma revisão. Curr Neurol Neurosci Rep. 2011;11(3):320-328.

Chen P, Sui M, Ye J, Wan Z, Chen F, Luo C. Uma análise integrativa do tratamento, resultados e factores de prognóstico para ependimomas anaplásicos espinais primários. J Clin Neurosci. 2015;22(6):976-980.

Chou D, Bilsky MH, Luzzati A, et al. Tumores malignos da bainha dos nervos periféricos da coluna vertebral: resultados da gestão cirúrgica de um estudo multicêntrico . J Neurosurg Spine. 2017;26(3):291-298.

Cohen AR, Wisoff JH, Allen JC, Epstein F. Malignant astrocytomas of the spinal cord. J Neurosurg. 1989;70(1):50-54.

Cohen AR, Wisoff JH, Allen JC, Epstein F. Malignant astrocytomas of the spinal cord. J Neurosurg. 1989;70(1):50-54.

Duong LM, McCarthy BJ, McLendon RE, et al. Descriptive epidemiology of malignant and nonmalignant primary spinal cord, spinal meninges, and cauda equina tumors, United States, 2004-2007. Cancer. 2012;118(17):4220–4227.

Ellezam B, Theeler BJ, Walbert T, et al. Baixa taxa de mutação R132H IDH1 em gliomas difusos de grau II e III infratentoriais e da medula espinhal. Ata Neuropathol. 2012;124(3):449-451.

Epstein FJ, Farmer JP, Freed D. Ependimomas intramedulares da medula espinhal em adultos: o resultado da cirurgia em 38 pacientes. J Neurosurg. 1993;79(2):204-209.

Ewelt C, Stummer W, Klink B, Felsberg J, Steiger HJ, Sabel M. Cordectomia como opção de tratamento final para glioma maligno intramedular difuso usando ressecção guiada por fluorescência 5-ALA. Clin Neurol Neurosurg. 2010;112(4):357-361.

Fakhreddine MH, Mahajan A, Penas-Prado M, et al. Tratamento, factores de prognóstico e resultados em astrocitomas da medula espinal. Neuro Oncol. 2013;15(4):406-412.

Fakhreddine MH, Mahajan A, Penas-Prado M, et al. Tratamento, factores de prognóstico e resultados em astrocitomas da medula espinal. Neuro Oncol. 2013;15(4):406-412.

Figueiredo N, Brooks N, Resnick DK. Revisão baseada em evidências e diretrizes para a gestão do ependimoma mixopapilar e intramedular. J Neurosurg Sci. 2013;57(4):327-341.

Fountas KN, Karampelas I, Nikolakakos LG, Troup EC, Robinson JS. Oligodendroglioma primário da medula espinhal: relato de caso e revisão da literatura. Childs Nerv Syst. 2005;21(2):171-175.

Harrop JS, Ganju A, Groff M, Bilsky M. Tumores intramedulares primários
da medula espinhal. Spine. 2009;34(suppl 22):S69-S77.
Harrop JS, Ganju A, Groff M, Bilsky M. Tumores intramedulares primários da medula espinhal. Spine. 2009;34(suppl 22):S69-S77.
Hsu S, Quattrone M, Ostrom Q, Ryken TC, Sloan AE, BarnholtzSloan JS. Incidence patterns for primary malignant spinal cord gliomas: a Surveillance, Epidemiology, and End Results study (Padrões de incidência de gliomas malignos primários da medula espinal: um estudo de vigilância, epidemiologia e resultados finais). J Neurosurg Spine. 2011;14(6):742-747.

Innocenzi G, Salvati M, Cervoni L, Delfini R, Cantore G. Factores de prognóstico nos astrocitomas intramedulares. Clin Neurol Neurosurg. 1997;99(1):1-5.

Isaacson SR. Radioterapia e o tratamento de tumores intramedulares da medula espinhal. J Neuro Oncol. 2000;47(3):231-238.

Jallo GI, Freed D, Epstein F. Intramedullary spinal cord tumors in children (tumores intramedulares da medula espinal em crianças). Childs Nerv Syst. 2003;19(9):641-649.

Jallo GI, Freed D, Epstein FJ. Gangliogliomas da medula espinhal: uma revisão de 56 pacientes. J Neurooncol. 2004;68(1):71-77.

Kahan H, Sklar EM, Post MJ, Bruce JH. Caraterísticas de RM dos subtipos histopatológicos de ependimoma espinhal. AJNR. Am J Neuroradiol. 1996;17(1):143-150.

Kaley TJ, Mondesire-Crump I, Gavrilovic IT. Temozolomida ou bevacizumab para gliomas de alto grau da medula espinhal. J Neuro Oncol. 2012;109(2):385-389.

Karikari IO, Nimjee SM, Hodges TR, et al. Impact of tumor histology on resectability and neurological outcome in primary intramedullary spinal cord tumors: a single-center experience with 102 patients. Neurosurgery. 2015;76(suppl 1):S4-S13; discussão S13.

Kim MS, Chung CK, Choe G, Kim IH, Kim HJ. Astrocitoma intramedular da medula espinhal em adultos: resultado pós-operatório. J Neurooncol. 2001;52(1):85-94.

Kim MS, Chung CK, Choe G, Kim IH, Kim HJ. Astrocitoma intramedular da medula espinhal em adultos: resultado pós-operatório. J Neuro Oncol. 2001;52: 85-94.

Kim WH, Yoon SH, Kim CY, et al. Temozolomide for malignant primary spinal cord glioma: an experience of six cases and a literature review. J Neurooncol. 2011;101(2):247-254.

Kim WH, Yoon SH, Kim CY, et al. Temozolomide for malignant primary spinal cord glioma: an experience of six cases and a literature review. J Neuro Oncol. 2011;101(2):247-254.

Kyoshima K, Ito K, Tanabe A, et al. Astrocitoma maligno do cone medular tratado por cordectomia espinal. J Clin Neurosci. 2002;9(2):211-216.

Liu J, Zheng M, Yang W, Lo SL, Huang J. Impact of surgery and radiation therapy on spinal high-grade gliomas: a population-based study. J Neurooncol. 2018;139(3):609-616.

Liu J, Zheng M, Yang W, Lo SL, Huang J. Impact of surgery and radiation therapy on spinal high-grade gliomas: a population-based study. J Neuro Oncol. 2018;139(3):609-616.

Liu X, Germin BI, Ekholm S. Um caso de glioblastoma da medula espinal cervical diagnosticado com tensor de difusão por RM e imagem de perfusão. J Neuroimaging. 2011; 21(3):292-296.

Liu X, Sun B, Xu Q, et al. Resultados do tratamento de ependimomas anaplásicos primários da coluna vertebral: uma série retrospetiva de 20 pacientes. J Neurosurg Spine. 2013;19(1):3-11.

Liu X, Sun B, Xu Q, et al. Resultados do tratamento de ependimomas anaplásicos primários da coluna vertebral: uma série retrospetiva de 20 pacientes. J Neurosurg Spine. 2013;19(1):3-11.

Lowe GM. Imagem por ressonância magnética de tumores intramedulares da medula espinal. J Neuro Oncol. 2000;47(3):195-210.

Marchan EM, Sekula Jr RF, Jannetta PJ, Quigley MR. Sobrevivência a longo prazo melhorada por cordectomia num doente com glioblastoma multiforme espinal e paraplegia. Relato de caso. J Neurosurg Spine. 2007;7(6):656-659.

Matsumoto Y, Endo M, Harimaya K, Hayashida M, Doi T, Iwamoto Y. Tumores malignos da bainha do nervo periférico que se apresentam como tumores do haltere espinhal: resultados clínicos e caraterísticas de imagem. Eur Spine J. 2015;24:2119-2125.

McGirt MJ, Goldstein IM, Chaichana KL, Tobias ME, Kothbauer KF, Jallo GI. Extensão da ressecção cirúrgica de astrocitomas malignos da medula espinhal: análise do resultado de 35 pacientes. Neurosurgery. 2008;63(1):55-60; discussão 60-61.

McGirt MJ, Goldstein IM, Chaichana KL, Tobias ME, Kothbauer KF, Jallo GI. Extensão da ressecção cirúrgica de astrocitomas malignos da medula espinhal: análise do resultado de 35 pacientes. Neurosurgery. 2008;63(1):55-60; discussão 60-61.

Mechtler LL, Nandigam K. Spinal cord tumors: new views and future diretions. Neurolo Clin. 2013;31(1):241-268.

Milano MT, Johnson MD, Sul J, et al. Primary spinal cord glioma: a surveillance, epidemiology, and end results database study. J Neurooncol. 2010;98(1):83-92.

Milano MT, Johnson MD, Sul J, et al. Primary spinal cord glioma: a Surveillance, Epidemiology, and End Results database study. J Neuro Oncol. 2010;98(1):83-92.

Miller DJ, McCutcheon IE. Hemangioblastomas e outros tumores intramedulares pouco comuns . J Neurooncol. 2000;47(3):253-270.

Minehan KJ, Brown PD, Scheithauer BW, Krauss WE, Wright MP. Prognóstico e tratamento do astrocitoma da medula espinal. Int J Radiation Oncology Biology Phys. 2009;73(3):727-733.

Nakamura M, Chiba K, Ishii K, et al. Surgical outcomes of spinal cord astrocytomas. Spinal Cord. 2006;44(12):740-745.

Ononiwu C, Mehta V, Bettegowda C, Jallo G. Pediatric spinal glioblastoma multiforme: current treatment strategies and possible predictors of survival. Childs Nerv Syst. 2012;28(5):715-720.

Raco A, Esposito V, Lenzi J, Piccirilli M, Delfini R, Cantore G. Long-term follow-up of intramedullary spinal cord tumors: a series of 202 cases. Neurosurgery. 2005;56(5):972-981; discussão 972-981.

Raco A, Piccirilli M, Landi A, Lenzi J, Delfini R, Cantore G. Astrocitomas intramedulares de alto grau: 30 anos de experiência no Departamento de Neurocirurgia da Universidade de Roma "Sapienza". J Neurosurg Spine. 2010; 12(2):144-153.

Raco A, Piccirilli M, Landi A, Lenzi J, Delfini R, Cantore G. Astrocitomas ntramedulares de alto grau: 30 anos de experiência no

Departamento de Neurocirurgia da Universidade de Roma "Sapienza". J Neurosurg Spine. 2010;12(2):144-153.

Reni M, Gatta G, Mazza E, Vecht C. Ependimoma. Crit Rev Oncol Hematol. 2007;63(1):81-89.

Santi M, Mena H, Wong K, Koeller K, Olsen C, Rushing EJ. Astrocitomas malignos da medula espinhal. Caraterísticas clinicopatológicas em 36 casos. Cancer. 2003;98(3):554-561.

Schellinger KA, Propp JM, Villano JL, McCarthy BJ. Descriptive epidemiology of primary spinal cord tumors (Epidemiologia descritiva dos tumores primários da medula espinal). J Neuro Oncol. 2008;87(2):173-179.

Shankar GM, Lelic N, Gill CM, et al. O estado da alteração BRAF e a mutação K27M do gene da histona H3F3A segregam a histologia do astrocitoma da medula espinal. Ata Neuropathol. 2016;131(1):147-150.

Shankar GM, Lelic N, Gill CM, et al. O estado da alteração BRAF e a mutação K27M do gene da histona H3F3A segregam a histologia do astrocitoma da medula espinal. Ata Neuropathol. 2016;131(1):147-150.

Solomon DA, Wood MD, Tihan T, et al. Gliomas difusos da linha média com mutação da histona H3-K27M: uma série de 47 casos que avaliam o espetro da variação morfológica e as alterações genéticas associadas. Brain Pathol. 2016;26(5):569-580.

Stadler 3rd JA, Qadri U, Tang JA, et al. Tumores malignos da bainha dos nervos periféricos da coluna vertebral: uma análise da base de dados SEER. J Clin Neurosci. 2014;21(7):1106–1111.

Tendulkar RD, Pai Panandiker AS, Wu S, et al. Irradiação de tumores pediátricos da medula espinal de alto grau. Int J Radiation Oncology Biology Phys. 2010;78(5):1451-1456.

Traul DE, Shaffrey ME, Schiff D. Parte I: neoplasias da espinal medula - neoplasias intradurais. Lancet Oncol. 2007;8(1):35-45.

Traul DE, Shaffrey ME, Schiff D. Part I: spinal-cord neoplasmsintradural neoplasms. Lancet Oncolo. 2007;8(1):35-45.

Varghese SS, Sebastian P, Joseph V, Chacko G, Backianathan S. Uma sobrevivência invulgarmente longa de um paciente com glioblastoma da medula espinhal: um relato de caso. J Clin Diagn Res. 2014;8(4):Qd01-03.

Viljoen S, Hitchon PW, Ahmed R, Kirby PA. Cordectomia para glioblastoma intramedular da medula espinhal com uma sobrevida de 12 anos. Surg Neurol Int. 2014;5:101.

Volpp PB, Han K, Kagan AR, Tome M. Outcomes in treatment for intradural spinal cord ependymomas. Int J Radiat Oncol Biol Phys. 2007;69(4):1199-1204.

Wong AP, Dahdaleh NS, Fessler RG, et al. Factores de risco e sobrevivência a longo prazo em doentes adultos com astrocitomas malignos primários da medula espinal. J Neurooncol. 2013;115(3):493-503.

Wong AP, Dahdaleh NS, Fessler RG, et al. Factores de risco e sobrevivência a longo prazo em doentes adultos com astrocitomas malignos primários da medula espinal. J Neuro Oncol. 2013;115(3):493-503.

Zhang M, Liu R, Xiang Y, et al. Melanoma primário da medula espinhal: um relato de caso e uma revisão sistémica da sobrevivência global. World Neurosurg. 2018;114:408-420

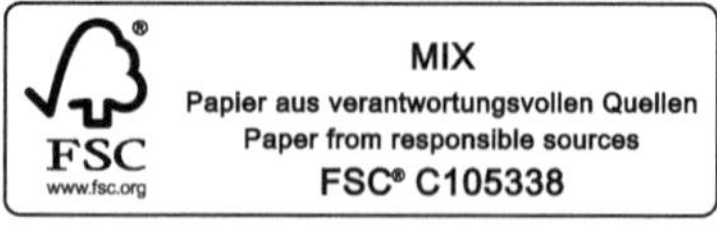

Printed by Books on Demand GmbH, Norderstedt / Germany